図解

眠れなくなるほど面白い
デトックスの話

薬剤師・薬学研究者

加藤雅俊

Masatoshi Kato

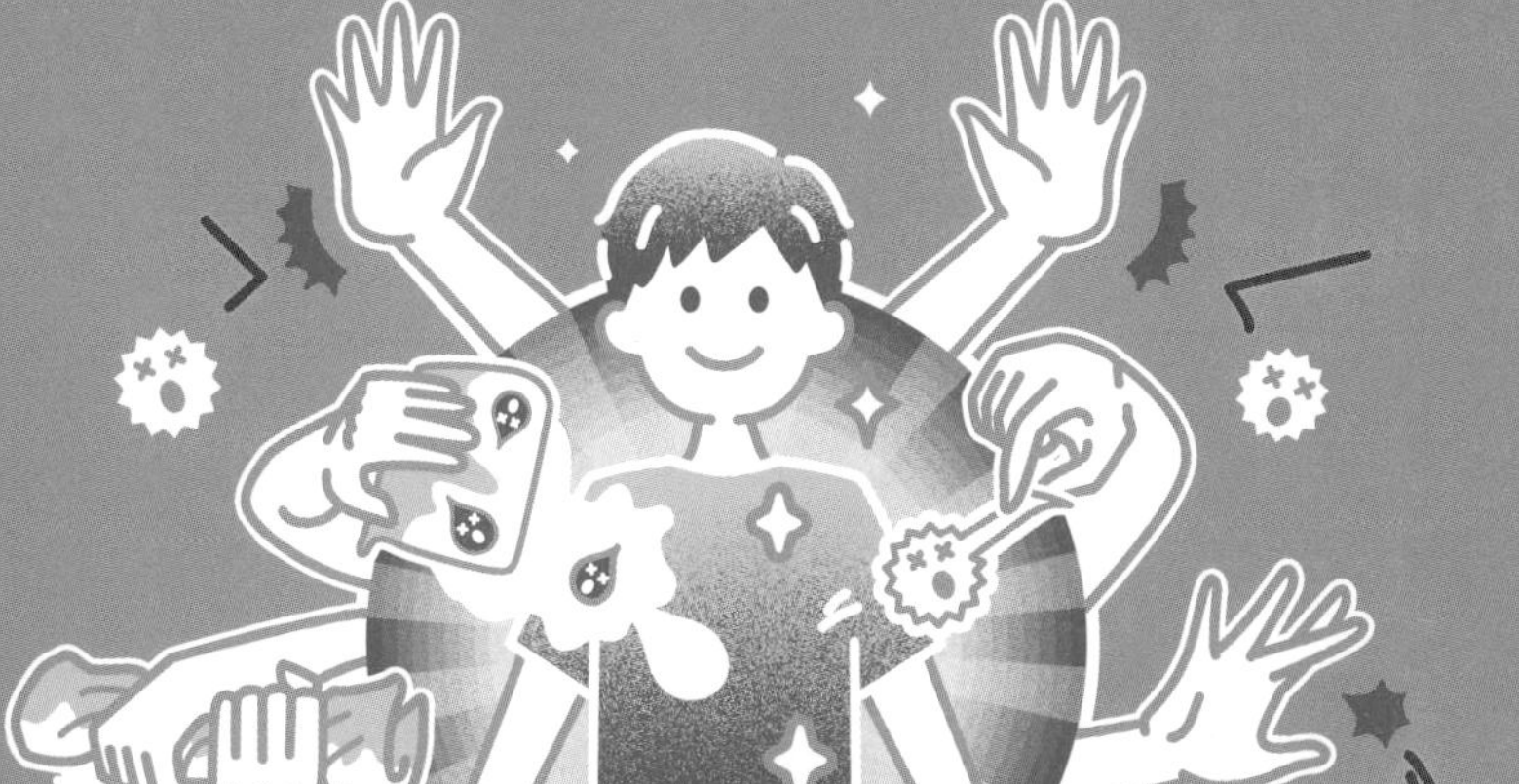

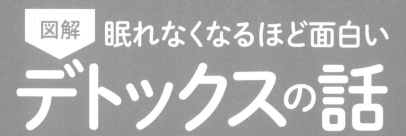

はじめに

私たちは、呼吸や食べ物によって、知らず知らずのうちに様々な「毒」を体内に取り込んでいますが、**人間が本来持っている優れた防御システム**によって、「栄養」と「毒」を自動的に振り分け、不必要なものは排出することができています。

しかし、現代人においては、このシステムが正常に機能しないことが増えていると感じています。

ストレス、運動不足、偏った食事、不規則な生活、多量な薬……。

こうした要因が重なることで、**体内の毒を出す機能が低下し、不要なものが蓄積**しやすくなり、結果、慢性的な疲労や不調、さらには生活習慣病へと繋がるリスクが高まるのです。

では、どうすれば本来の機能を取り戻し、健康な体を維持できるのか？

その鍵は**「デトックス」**にあります。

デトックスとは、「特定の食材を食べる」「医薬品やサプリに頼る」ことではなく、体が本来持っている**「解毒機能」を取り戻す**こと。特別なことを行わなくても自然とデトックスできる体になることです。

本書では、体のデトックス機能を回復させるための具体的な方法を紹介します。

例えば……

- **飲むだけで一気に毒が出る「最強デトックスカプセル」**
- **たまった毒がスッキリ流れる「5大リンパストレッチ」**
- **1分間で血流が改善する「すごいペンギンジャンプ」**
- **体内機能が若々しく活発になる「1日2個の卵」**
- **つらいストレスもスーッとラクになる「漢方アロマ&森林浴睡眠」**

これ以外にも本書では、誰でも簡単にできる様々な方法を紹介しています。

こういった無理なく続けられるシンプルな習慣を取り入れることで、体は自然と本来の力を取り戻し、健康で軽やかな状態へと導かれます。

本来の体を取り戻したとき**「こんなに体って軽いんだ!」**と驚くと思います。

本書の内容を実践し、多くの人が**「自分史上最高の体調」**を手に入れていただけたら、こんなにうれしいことはありません。

薬剤師・薬学研究者　加藤雅俊

知らず知らずのうちに「毒」を取り込んでる!?

その不調、「毒」がたまっているのが原因かも!?

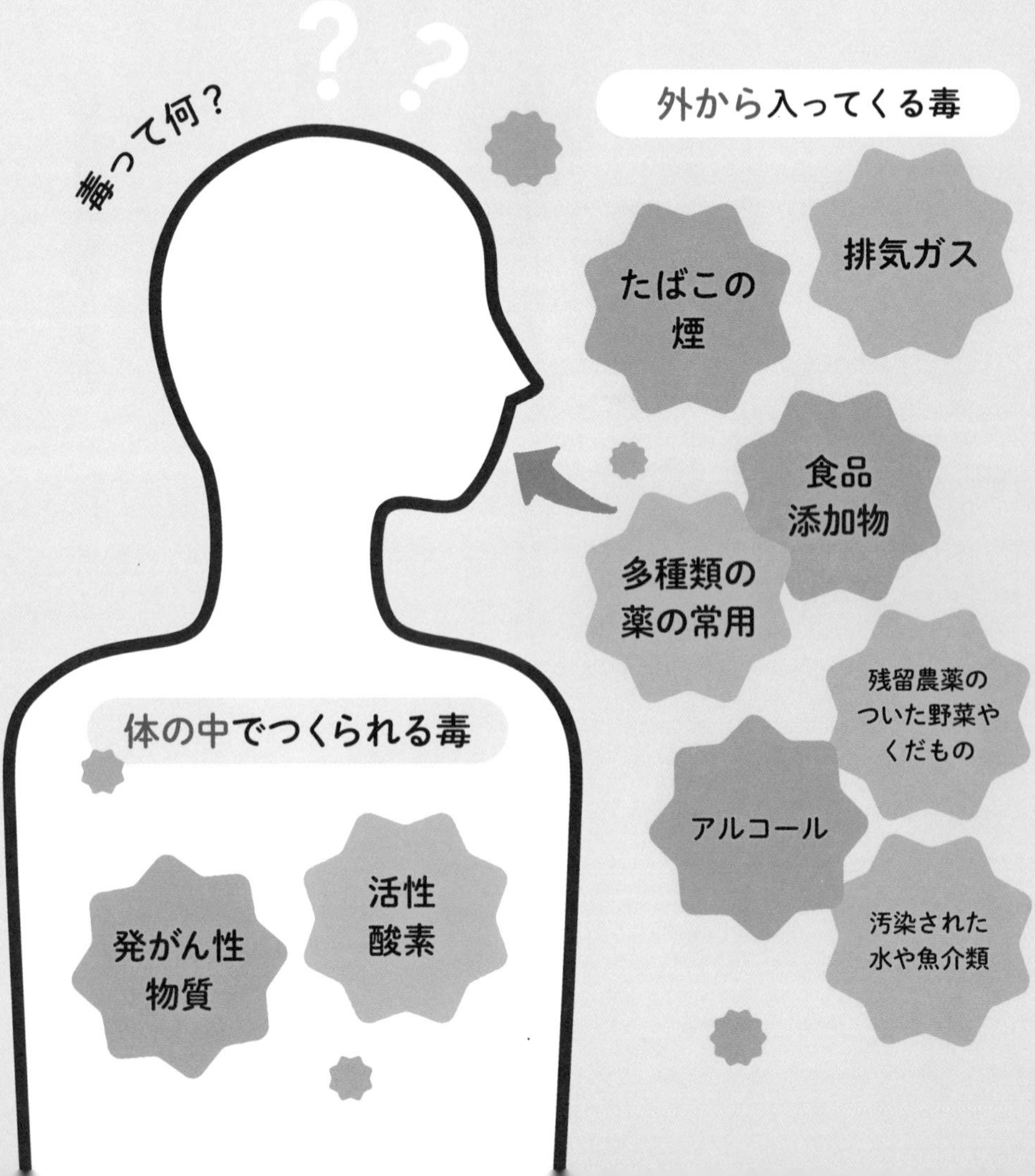

毒がたまると様々な不調に…

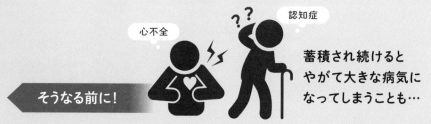

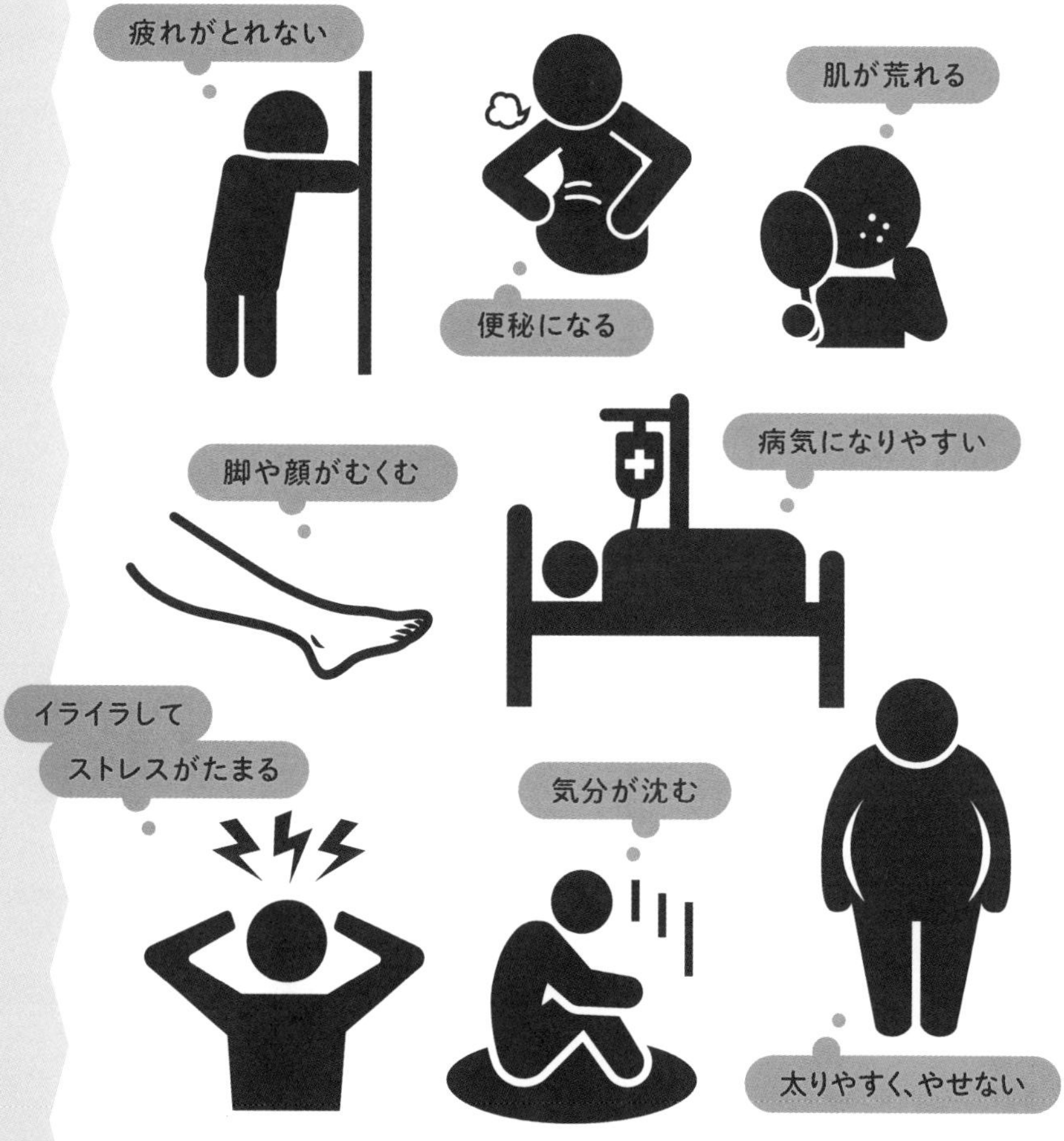

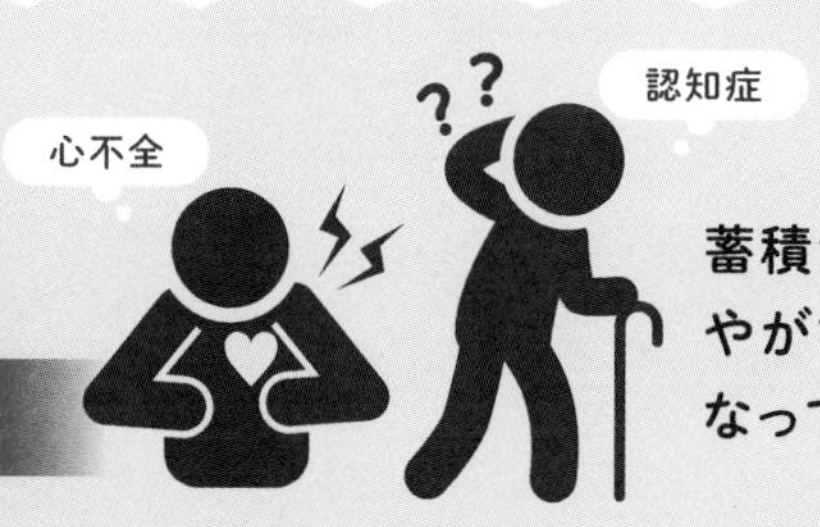

蓄積され続けると
やがて大きな病気に
なってしまうことも…

そうなる前に!

デトックスできる体を阻《はば》む
5つの障害を解除しよう！

デトックスを邪魔している「５つの大きな原因（障害）」を知り、その「カギ」を１つずつ外していくことで、本来持っているデトックス機能を取り戻すことができます。

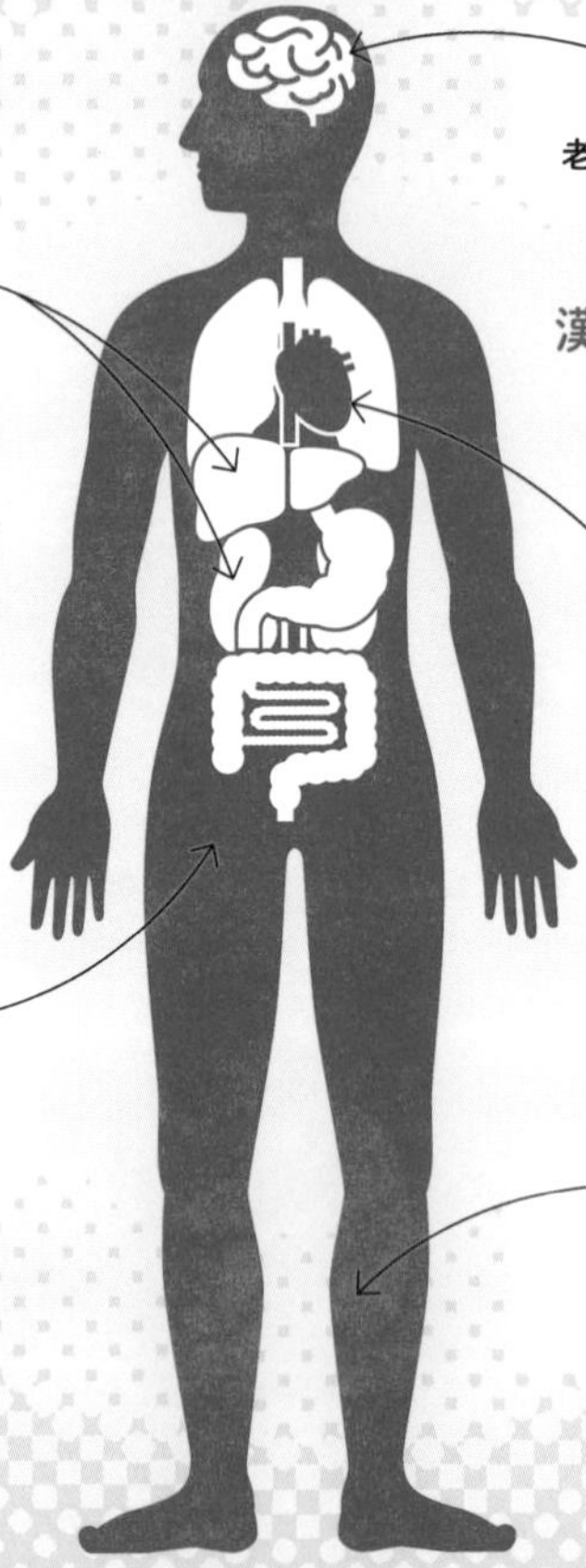

睡眠不足
老廃物、疲労物質がたまってしまう
↓
漢方アロマ&森林浴睡眠
P.50、P.96

弱った肝臓・腎臓
毒を代謝する力がダウン
↓
最強デトックスカプセル
P.88〜95

血液がドロドロで血行不良
老廃物がスムーズに流れない
↓
すごいペンギンジャンプ
P.110

滞ったリンパ
毒を回収できない
細菌やウイルスを退治できない
↓
5大リンパストレッチ
P.112〜121

衰えた筋肉
血液もリンパも流れない
細胞も老化
↓
1日2個の卵
P.100〜103

＼すべて解除できたら／
人間が本来持っている
勝手にデトックスする力が
一気に目覚める！

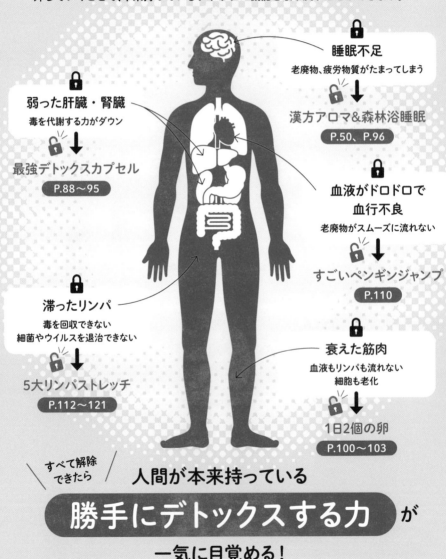

本書のPOINT

＼POINT 1／

人間の体についての知識をつける！

1〜3章

＼POINT 2／

“体に取り入れるもの”“運動”“香り”の力で、デトックスを阻害するカギを外す

4〜5章

＼POINT 3／

代謝を上げ、老廃物の排出を促し、たまった毒を直接流す「ツボ押し」

体や心…人間の健康を様々な角度からアプローチする

「ホリスティック」の第一人者が

『デトックスの新常識』と『人間の体のすごさ』を徹底解説！

体を根本から見直して改善へと導く
新しくて、ほかにない『デトックスプログラム』を
ぜひ実践してみましょう！

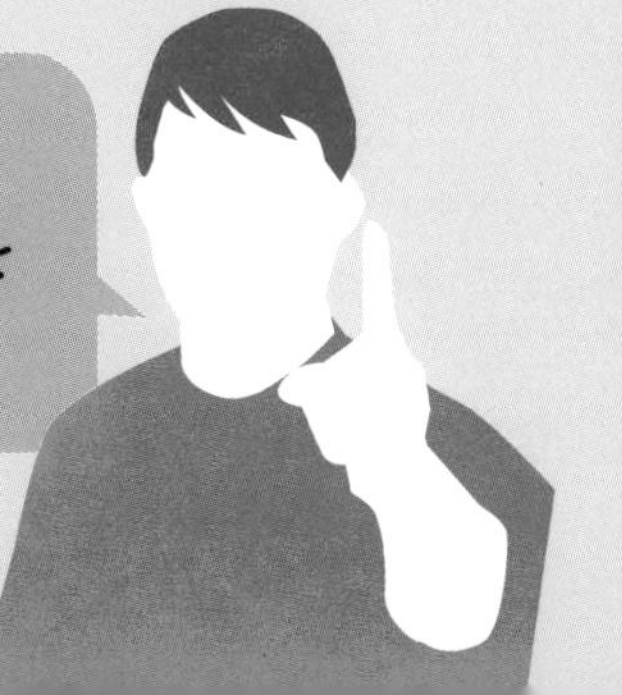

CONTENTS

第2章

実は体にいいこと、悪いこと 意外と知らないデトックスの新常識

第3章

血管、血液、リンパ、肝臓、腎臓
デトックスするために超重要な体のしくみ

第4章

身近なものでできる！最強のデトックス法

第5章

デトックススイッチを直接オンにする運動

※本書で紹介しているセルフケアやエクササイズなどは、あくまでもご自身の判断にて行うようお願いいたします。
持病・体調に不安がある方は、あらかじめかかりつけ医にご相談ください。
本書の内容の実践による事故、クレーム等は当社ではお受けできません。

第1章

しつこい不調が消える!
勝手に毒を出せる体になる
すごいデトックスプログラム

勝手に毒を出せる体になる
すごい
デトックスプログラム

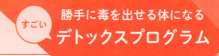

1

肝臓・腎臓の代謝力＆排出力を強化！

最強デトックスカプセルを飲む

デトックス効果のある漢方を自宅でつくる方法を紹介します。**解毒作用のある生薬**や、**内臓の解毒機能を高めてくれる生薬**を調剤し、カプセルに入れるだけ。**薬のプロである薬剤師**が考えたブレンドレシピなので安心で、効果てきめんです。

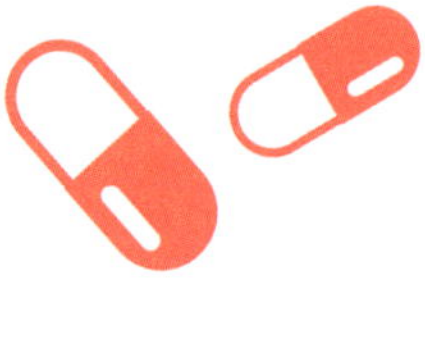

POINT

- 自然に体に入ってくる土中の重金属を
排出してくれる最強のデトックス効果
- デトックスの要、肝臓・腎臓の機能が
みるみる高まる
- ウイルスから守ってくれる
- 胃腸を整えて免疫力アップ！
- カプセルなら胃で壊れず、腸まで届くから
体に吸収されやすく、効き目が高い！

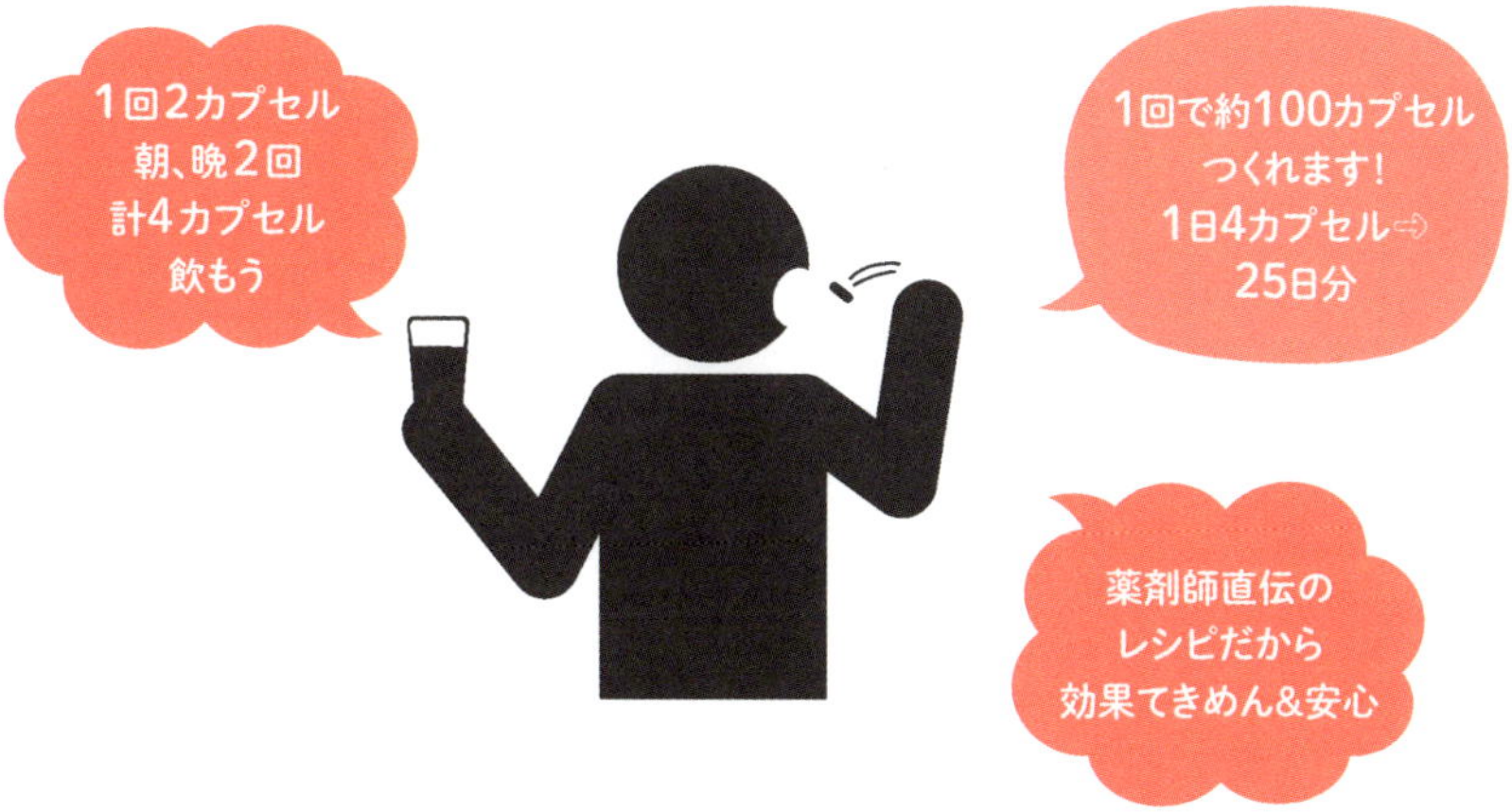
1回2カプセル
朝、晩2回
計4カプセル
飲もう
1回で約100カプセル
つくれます！
1日4カプセル⇨
25日分
薬剤師直伝の
レシピだから
効果てきめん&安心

詳しいつくり方はP.92で紹介

すごい
勝手に毒を出せる体になる
デトックスプログラム

2

血流を改善して老廃物を流す

ペンギンジャンプをする

老廃物は、血管をたどって体外へ排出されるため、
血流をよくするのがデトックス成功のカギ。
血流の要「心肺機能」を高めて、
体中の毒を排出するデトックス運動です。
空き時間にぜひ
取り入れてみてください。

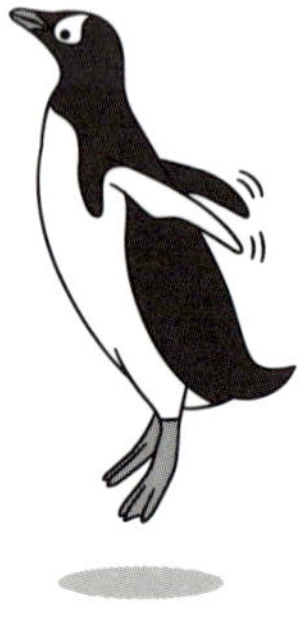

POINT

- 心拍数を上げるから、血流が全身へ流れる
- 心肺機能が高まると心疾患の予防に！
- リンパの流れもよくなり、免疫力アップ
- 血液中の酸素量が増えて、
新たな細胞をつくり出す！

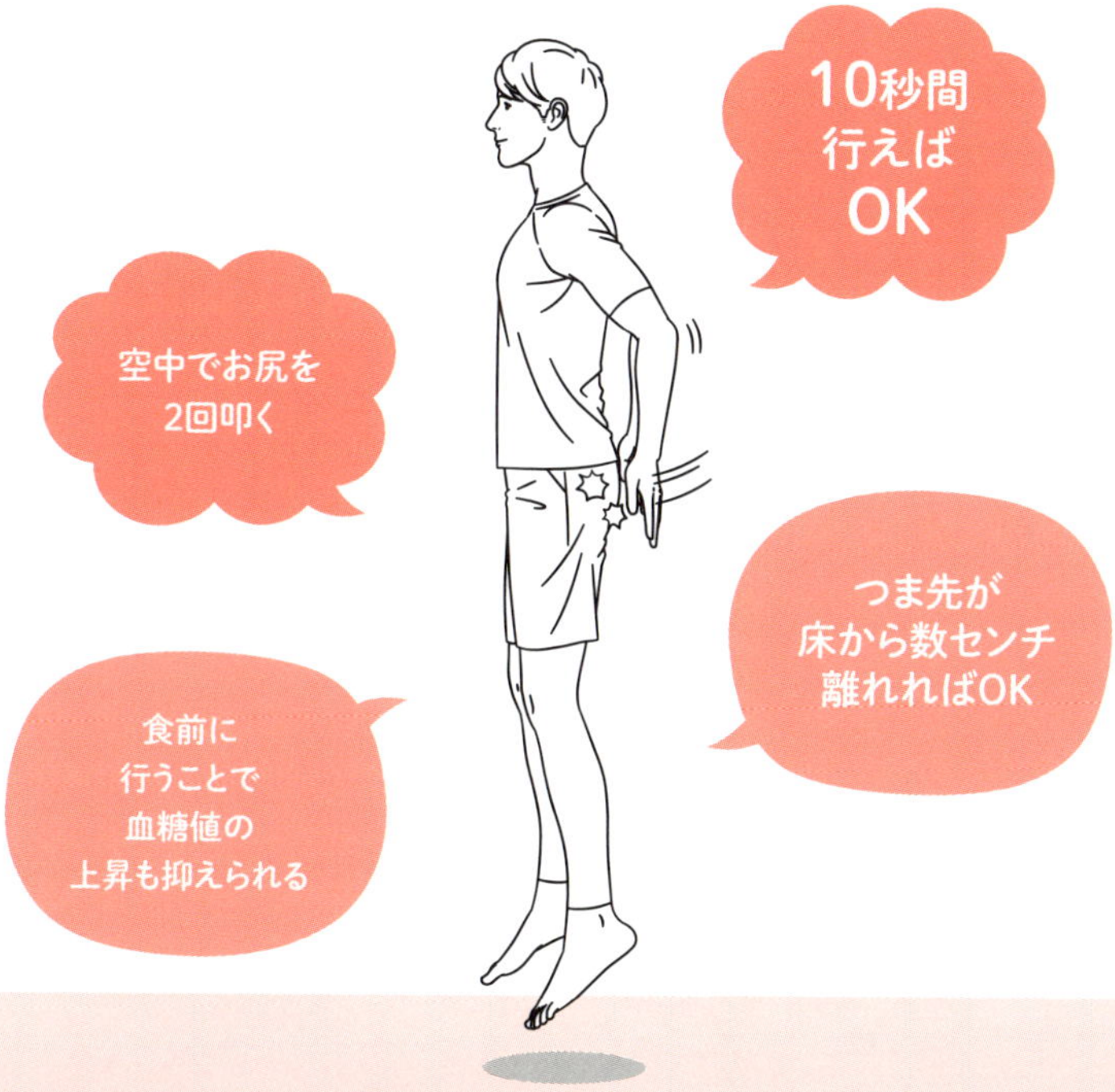
10秒間
行えば
OK
空中でお尻を
2回叩く
つま先が
床から数センチ
離れればOK
食前に
行うことで
血糖値の
上昇も抑えられる

詳しい動きはP.110をチェック

すごい 勝手に毒を出せる体になる
デトックスプログラム

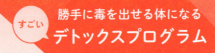

3

滞りを解消して免疫力アップ

5大リンパを刺激する

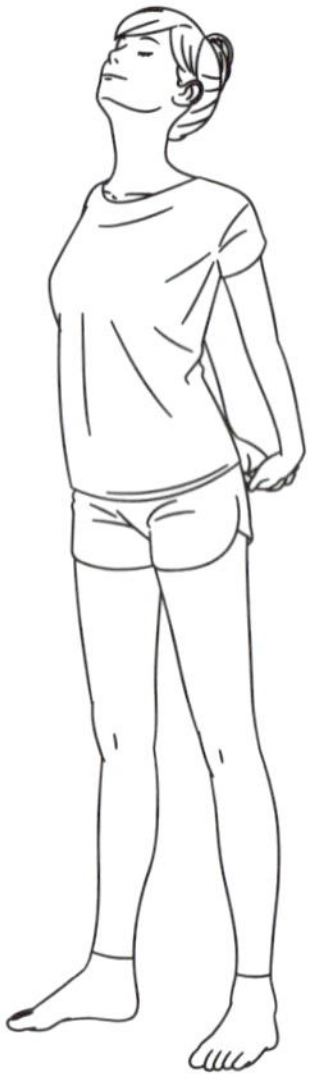

血管同様、リンパも流すことが
デトックスに繋がります。
鎖骨、胸、わきの下、おなか、
そけい部の5カ所が最も多くの
リンパが集まる拠点。
血液よりも流れが穏やかなので、
ポンプ役の筋肉を動かして
流れが改善できれば
一気に老廃物を排出できます。

POINT

- 老廃物の排出効果アップ
- 免疫細胞が活発になり、免疫力アップ
- 体内の余分な水分を流すので、むくみ解消
- 血行もよくなるので冷えや肩こりも解消
- ストレスを感じにくくなり、自律神経が安定する

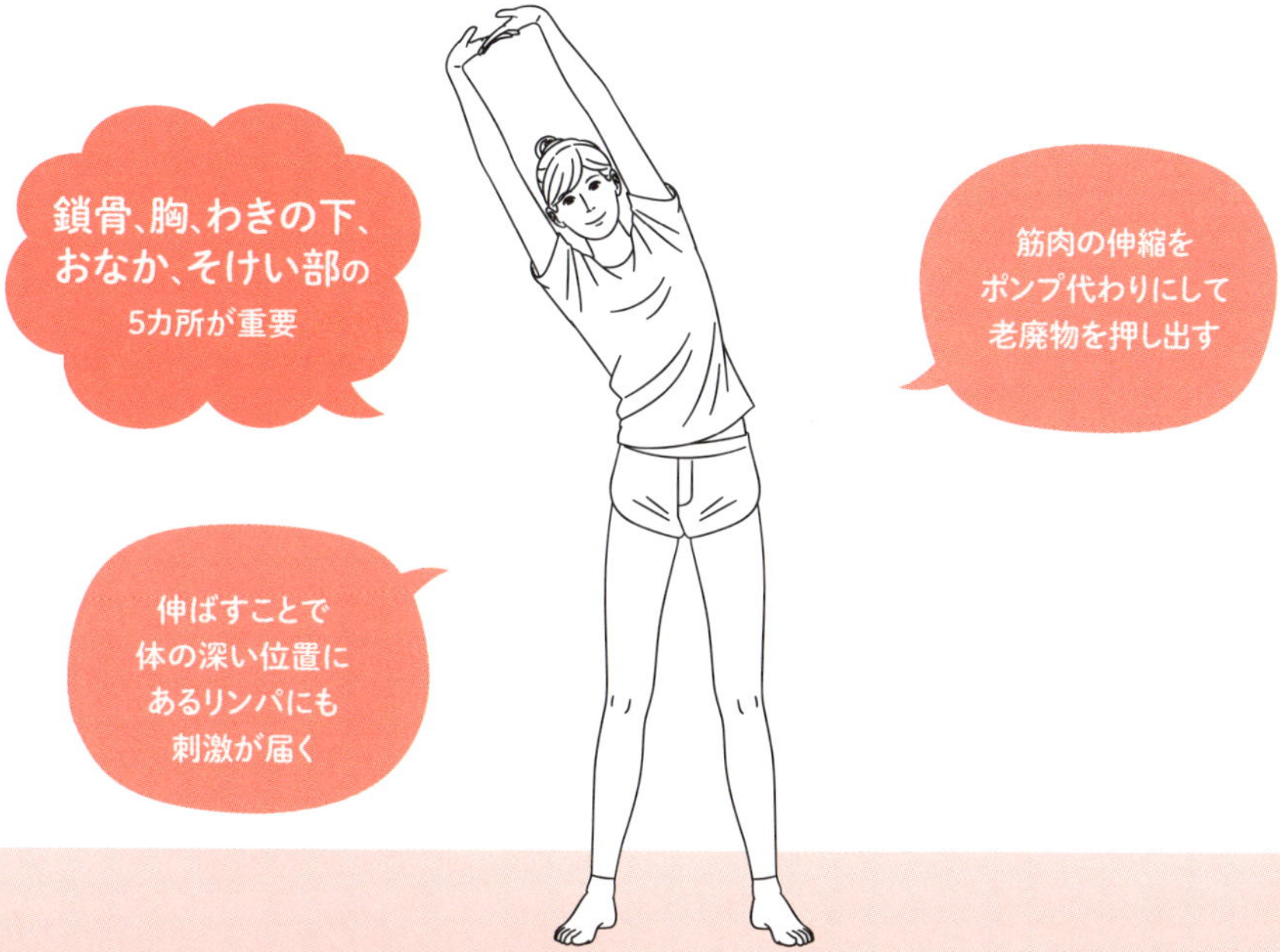

鎖骨、胸、わきの下、
おなか、そけい部の
5カ所が重要
筋肉の伸縮を
ポンプ代わりにして
老廃物を押し出す
伸ばすことで
体の深い位置に
あるリンパにも
刺激が届く

詳しい動きはP.112～をチェック

すごい
勝手に毒を出せる体になる
デトックスプログラム

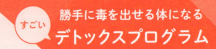

4

衰えた筋肉や体の機能を回復させる

1日に必ず卵を2個食べる

「完全栄養食」と呼ばれるくらい
栄養価のバランスが抜群な卵。ほかの食材だけでは
不足しがちなアミノ酸を補ってくれるので、
体が内側から健康に！ 臓器の動きが活発になり、
自然とデトックスできる体が出来上がります。

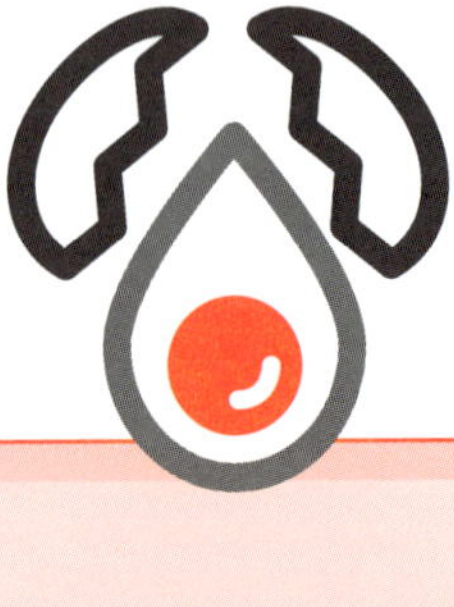

POINT

- 毒を出せる健康な体を維持するために必要な「アミノ酸」がバランスよく含まれている
- 卵黄に含まれるレシチンには、悪玉コレステロールを減らし、善玉コレステロールを増やす働きがある
- 手軽にたんぱく質を摂取することができ、筋肉をつくる、免疫力アップ、血流促進、肝機能改善、脂肪燃焼といった様々な働きがある

卵は毒出しを
手助けする
スーパーフード

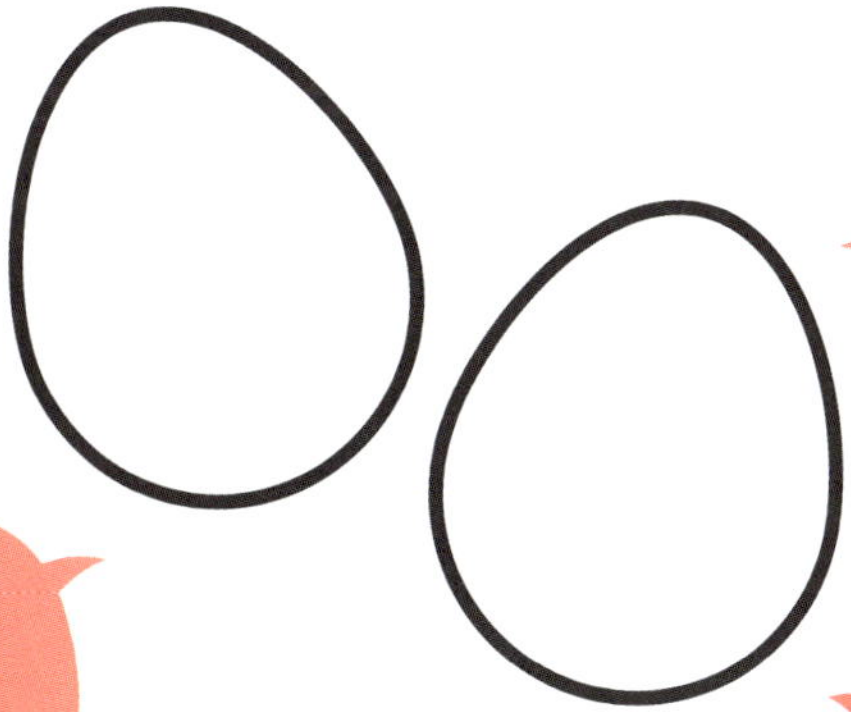

1日2個
（朝1個、夜1個）
食べるだけ

卵焼き、煮卵、
目玉焼き、
生卵など食べ方
いろいろ

卵を半熟状態で食
べるとビタミンの
吸収率がアップ

詳しくはP.102をチェック

すごい
勝手に毒を出せる体になる
デトックスプログラム

5

質の良い睡眠で毒出し＆細胞修復！

アロマを使って森林浴睡眠をする

寝ている間も、**体内では細胞修復、解毒作業**が行われているため、しっかりとした睡眠をとることが大切。**脳に直接刺激を与えるアロマ**を利用し、より深い眠りにつきましょう。**ストレスも緩和**され、**内臓も活発に動く**ように。

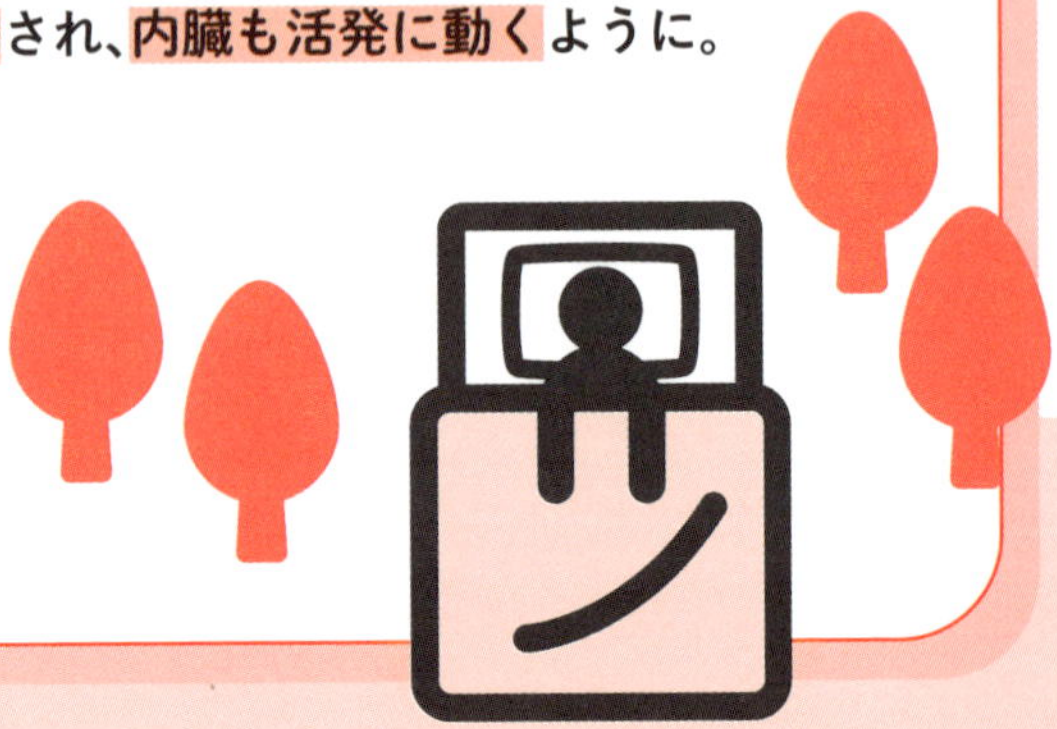

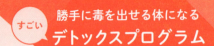

POINT

- 香りは直接脳に届く唯一の自然薬
- 香りの成分で副交感神経を優位にすることができる
- 家にいながら、森林浴と同じ効果が得られる
- アロマは不眠や睡眠障害の治療にも使われている
- 香りによって、緊張とストレスの緩和、免疫力アップ、女性ホルモンの調整作用、疲労回復など様々な効果が期待できる

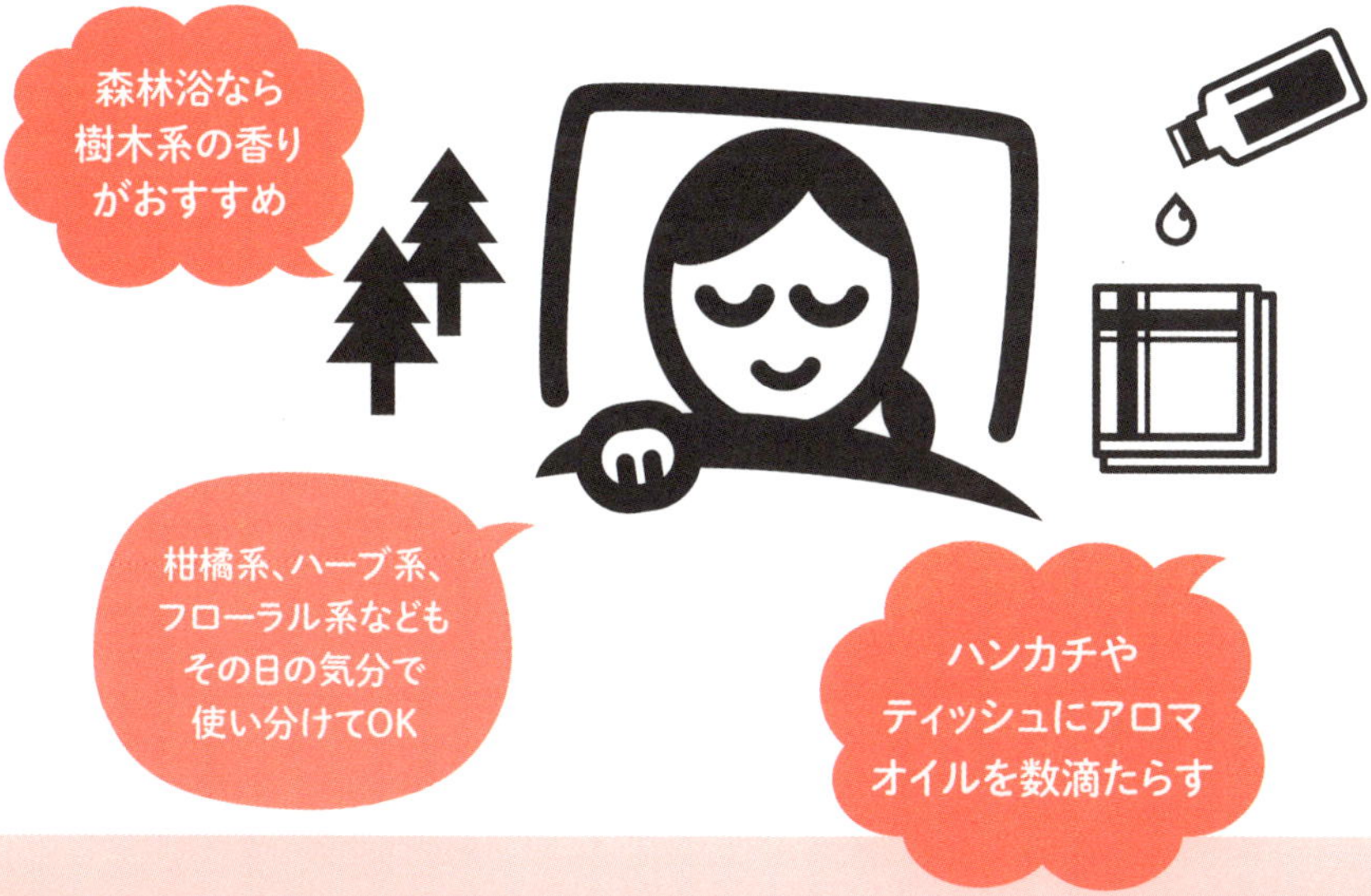
森林浴なら樹木系の香りがおすすめ
柑橘系、ハーブ系、フローラル系などもその日の気分で使い分けてOK
ハンカチやティッシュにアロマオイルを数滴たらす

詳しくはP.96をチェック

スケジュール

「デトックスプログラム」を1日の中でどのように取り入れたらよいのかを紹介します。これを習慣にすることで、みるみる体のデトックス力が高まります。

5つのデトックスプログラム

- デトックスカプセルを飲む
- 卵を1日2個食べる
- 60秒リンパストレッチを行う
- 血流改善ペンギンジャンプを行う
- アロマで森林浴睡眠をする

15時　14時　13時　12時　11時　10時　9時　8時　7時

起床（7時）
朝日を浴びながら

60秒リンパストレッチ

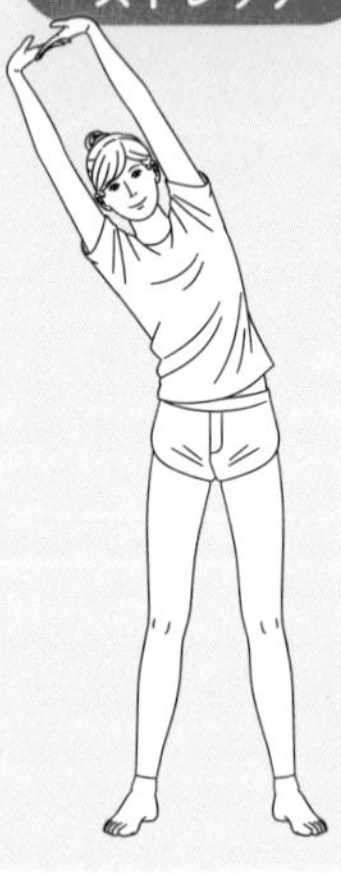

朝食　+ 卵を１個食べる

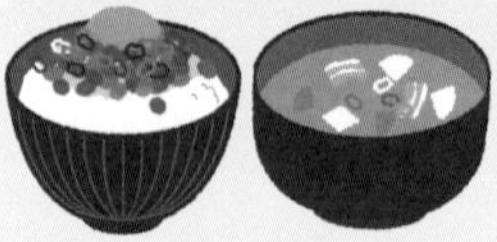

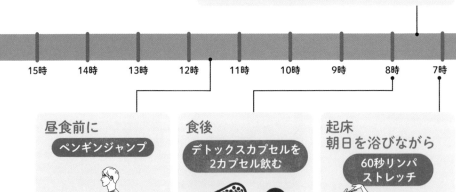

おすすめは
- 納豆卵かけごはん
- 具だくさん野菜たっぷりみそ汁

たんぱく質、炭水化物、ビタミン、ミネラルのバランスが抜群！

デトックスには
ヨーグルトも
おすすめ！
詳しくはP.80を
チェック！

食後（8時）

デトックスカプセルを2カプセル飲む

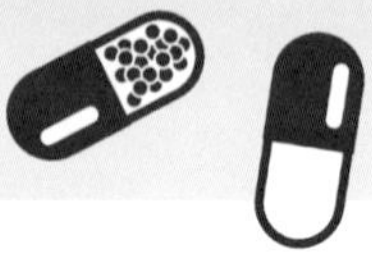

昼食前に

ペンギンジャンプ

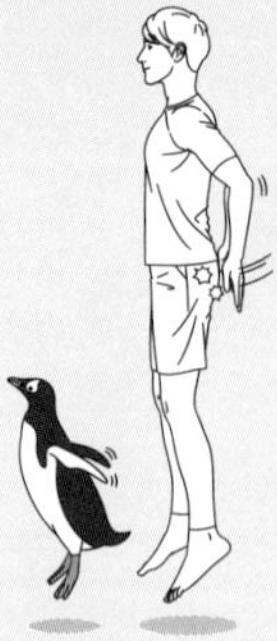

食事中の糖の吸収が和らいで血糖値が急上昇するのを抑えられます。

勝手に毒を出せる体になる 1日のデトックス

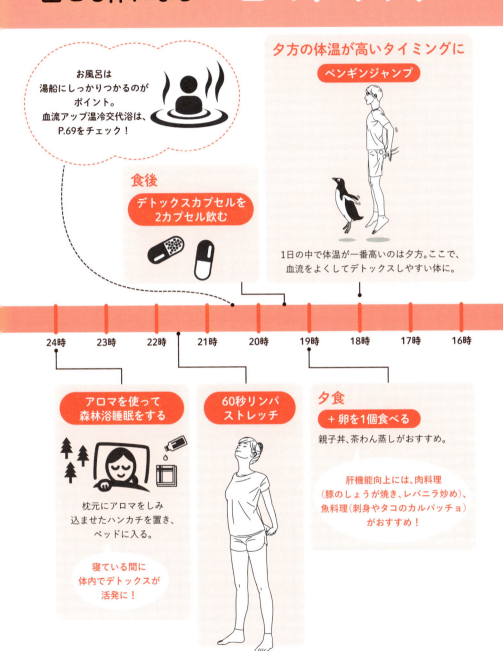

お風呂は
湯船にしっかりつかるのが
ポイント。
血流アップ温冷交代浴は、
P.69をチェック！

夕方の体温が高いタイミングに

ペンギンジャンプ

1日の中で体温が一番高いのは夕方。ここで、
血流をよくしてデトックスしやすい体に。

食後

デトックスカプセルを2カプセル飲む

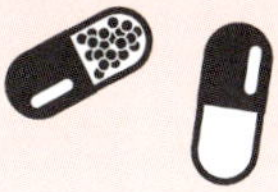

24時 23時 22時 21時 20時 19時 18時 17時 16時

アロマを使って森林浴睡眠をする

枕元にアロマをしみ
込ませたハンカチを置き、
ベッドに入る。

寝ている間に
体内でデトックスが
活発に！

60秒リンパストレッチ

夕食

＋卵を1個食べる

親子丼、茶わん蒸しがおすすめ。

肝機能向上には、肉料理
（豚のしょうが焼き、レバニラ炒め）、
魚料理（刺身やタコのカルパッチョ）
がおすすめ！

ラム体験談

5つのデトックスプログラムを実際に日常に取り入れたことにより、変化があった！といううれしい声がたくさん届いているので、その一部を紹介します。

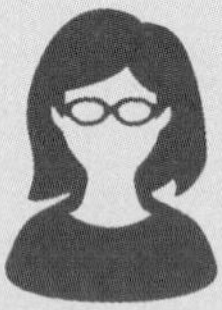

体温が上がり
体が内側からポカポカするように
肩こりもやわらいだ

自分ではあまり感じていなかったのですが、整体に行ったときに手足が冷えているといわれました。デトックスカプセルを飲み始めてすぐに、**体がポカポカ**している気がしたので、**体温を計ってみたところ36度6分。私の平均体温は36度くらいで、低めといわれていたので驚きました**。そのおかげか、**ひどかった肩こりもやわらいでいます**。ペンギンジャンプも続けて、平均体温を上げていきたいです。日に日に体調の変化を実感しています。

（50代女性）

卵&デトックスカプセルで
体が軽くなり、「痩せた?」
と言われるように

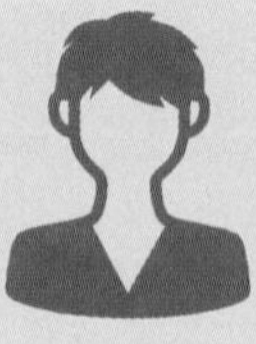

飲み会の翌日は二日酔いで、夜遅くに食事をすることも多いので寝起きは体調が悪く、顔がむくんでいました。半信半疑でデトックスカプセルを飲み始めましたが、**翌朝起きたときの感覚が違う！**と感じました。**妻にも顔がすっきりしている！**といわれるほどむくみがとれ、寝起きもばっちり。抜きがちな朝食も、卵とともに食べるようになり、**食べているのに「痩せた？」**と同僚から聞かれました。

（30代男性）

一週間で
体の変化を
実感した方も

すごいデトックスプログ

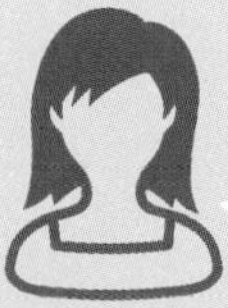

パンパンだった足のむくみが軽減！ 便秘薬も手放しました

デスクワークなので、一日の終わりには足がパンパンになるのが悩みでした。デトックスカプセルを飲み始めてから代謝がよくなったのか、**トイレにいく回数が増え、足のむくみも軽減**。詰める作業は少し面倒ではありますが、便秘薬をやめて、このカプセルを続けるつもりです。ストレッチも最初はきつかったですが、3日目くらいからは体が慣れてきて、気持ちいいと感じるようになりました。（40代女性）

長年の冷え性が改善！ 腸の動きも活発で 疲れにくい体に

末端冷え性が長年の悩みで、特に手のひらの血色が悪かったったのですが、デトックスカプセルを飲みはじめてすぐに**手のひらに血色が戻り、びっくりし**ました。ほかにも**腸が活発に動いている**のを感じたり、トイレの回数が増えたりと変化があります。卵を意識的に食べるようになったら、1日働いた後の**疲れが軽減されている**気がします。これは続けられそう。（50代男性）

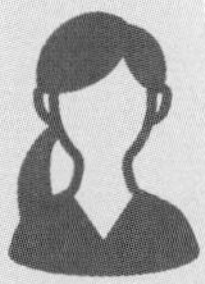

ひどい生理痛が なくなり 鎮痛剤いらずに！ 食べすぎても むくまなくなった

生理痛がひどく、毎回鎮痛剤を飲むのはあたりまえ。デトックスカプセルを飲み始めてから、**生理期間中の不快感がほとんどなくなり、鎮痛剤を飲まずにすんだ**のが驚きです。高いサプリも漢方も続かなかったのですが、これは続けられそう。仕事中も立ち上がったときにリンパを伸ばしたり、ペンギンジャンプをしたりするくせがついたら、**食べすぎた日もむくまなくなりました。**（40代女性）

column 1

体にとって有害なミネラルがある

ミネラルと聞くとミネラルウォーターなど体によさそうなイメージがありますが、ミネラルとは「金属の総称」で、人体にとって「必要なミネラル」と「有害なミネラル」があります。その違いについて説明します。

ミネラル ＝金属の総称※1

＼体の成長や生命維持に欠かせない／

必須ミネラル

Ca（カルシウム）、Mg（マグネシウム）、Fe（鉄）、Cu（銅）、Zn（亜鉛）、Se（セレン）など

＼生命維持活動を阻害／

有害ミネラル

Hg（水銀）（主に含まれるもの 魚介類・ワクチン※2）、As（ヒ素）（主に含まれるもの 地下水・残留農薬）、Cd（カドミウム）（主に含まれるもの 排気ガス）

Pb（鉛）（主に含まれるもの 塗料）、Al（アルミニウム）（主に含まれるもの 制酸剤・ワクチン）など

※1 多くのミネラルは金属元素を含みます。ミネラルの中には体に悪影響を及ぼす重金属も含まれるため、ここでは“ミネラル＝金属”としました。

※2 チメロサール

どうやって有害なミネラルが体内に入ってくるのか

汚染された「人工的な有害ミネラル」が体内に入ってくる以外にも、**山や土から溶け出した「鉱物」**などの「自然界にあるミネラル」も存在します。その中には、**「植物に必要」だけれども、「人間には有害」**となるものも。ですから、**水、野菜、くだもの、魚介類**など自然界から入ってくる有害ミネラルも人間が本来持つデトックスの力で、自然と出せるようにすることが大切なのです。

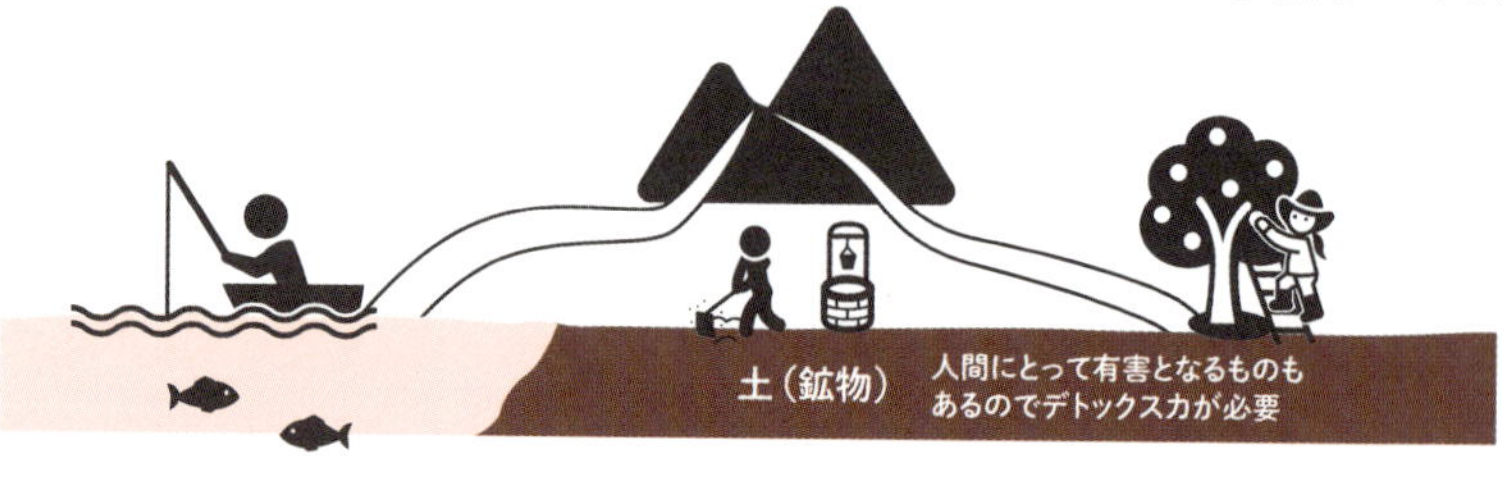

土（鉱物）
人間にとって有害となるものもあるのでデトックス力が必要

第2章

実は体にいいこと、悪いこと

意外と知らない デトックスの新常識

デトックスって何？

体に入った毒は自然と排出される

美容や健康に関連した話題で取り上げられることが多い「デトックス（detox）」は、英語の「解毒《げどく》（Detoxification）」に由来する略語です。**体に入り込んだ有害物質や体内の代謝過程で生まれる老廃物を、施術や食事法などで取り除き、健康を促進する方法**として広まりました。

こうした積極的に「毒出し」をする手法に目がいきがちですが、そもそも私たちの体には、**毒性のある物質を分解して毒抜きをしたり、毒を弱めたりする機能が備わっています。**こうした人体の活動システムに組み込まれた毒出しの作用こそがデトックスなのです。

体に取り込まれた毒性物質がどのようにして解毒されるのか、一例としてお酒に含まれるアルコールの分解と排出がわかりやすいでしょう。

食べ物の多くは腸で吸収されますが、アルコールは20％ほどが胃で吸収され、すぐに肝臓へ送られます。これは体がアルコールを毒物と見なしている証拠。一刻も早く解毒機能の要の肝臓で無毒化したいわけです。**肝臓に送られたアルコールは、最初に猛毒物質のアセトアルデヒドに分解され、2度目の分解でようやく無毒の酢酸《さくさん》になります。**その後、酢酸は水と二酸化炭素に分かれ、尿や汗として排出されます。お酒を飲むだけでも、知らない間に体内で解毒システムが働き、正常な体の働きを支えているのです。

体から毒がなくなるしくみ

解毒のしくみをお酒を例に紹介します。アルコールが体内で毒となり、
無毒化されて排出されるまでを追ってみましょう。

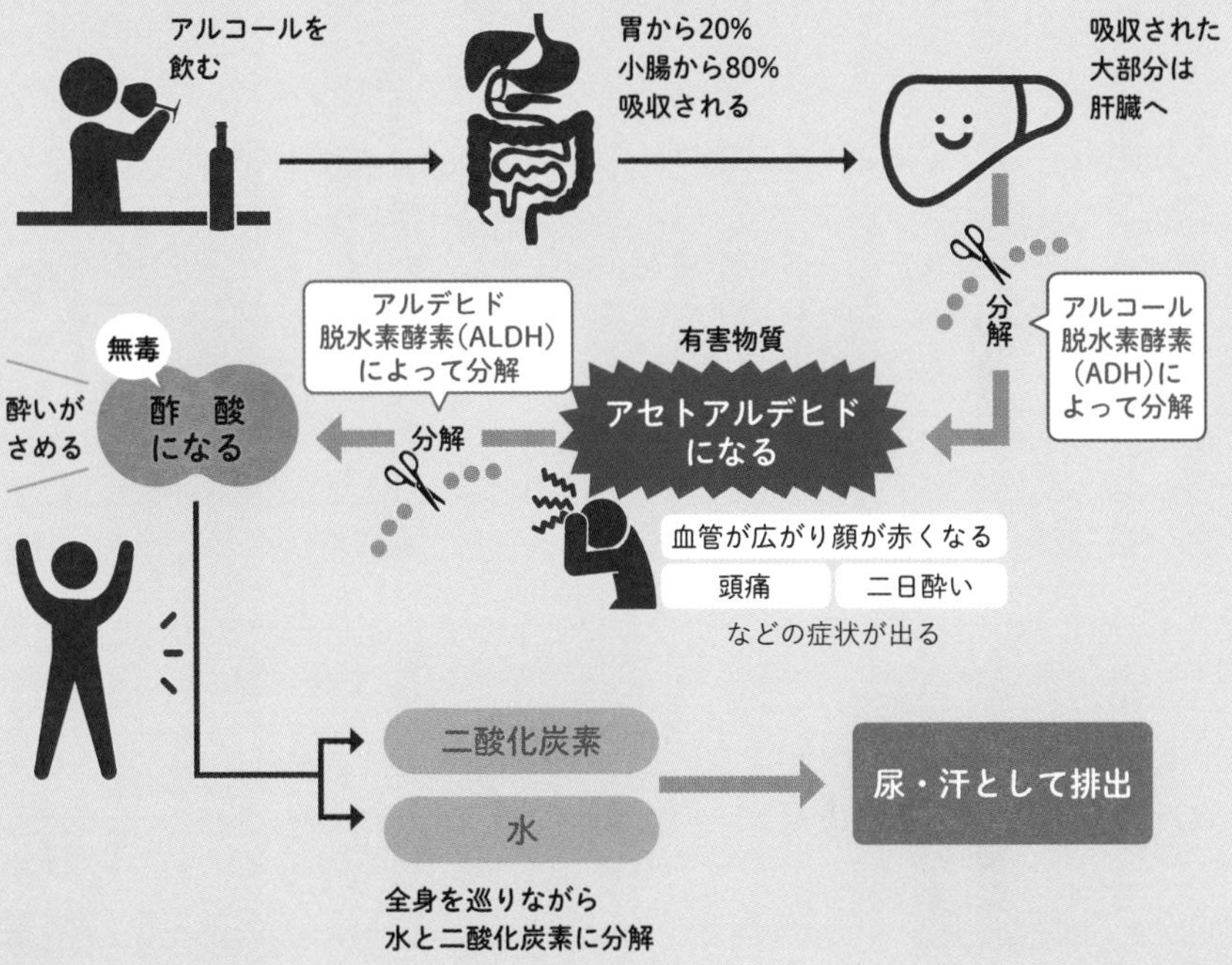

老廃物が体内から出ていく方法

体内の老廃物は主に便や尿から排出されますが、ほかにも汗、毛髪、爪などからも排出されています。

「汗をかきにくくなった」「尿や便の色や形が違う」など、自分の体の変化をチェックしてみると、きちんとデトックスできているのかにも気がつけるかもしれません。

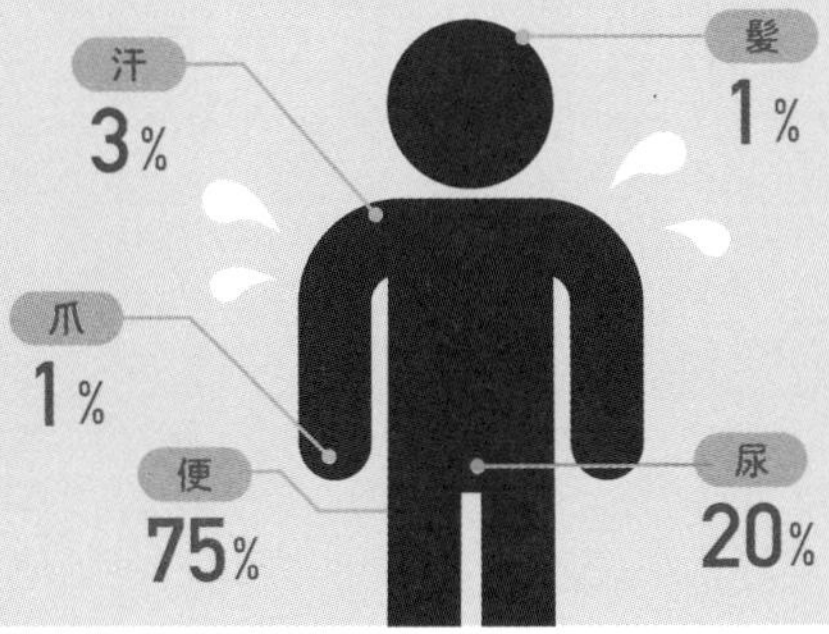

意外とたくさん！

そもそも体にとっての毒ってどんなものがあるの？

食物から入ってくる有害物質がほとんど

体にとっての毒とはどのようなものなのか何となく認識はしていても、その実体は意外と知られていないのではないでしょうか。

体にとって「毒性あり」とされるものは、**体外から入り込むものと、体内でつくられるもの**に分けられます。外から取り込まれる有害物質の多くは、**食物・食品や水などから摂取されるものです。食品添加物を含む食品やアルコールといった人工物もあれば、自然界に存在するもの（植物にとって必要だが人体には有害なミネラル）もあり、土からの農作物や、海や川からの魚介類を通して口に入ります。もし、大気汚染や残留農薬の影響を受けた食材であれば、その毒性はさらに高まるでしょう**。一方、体でつくられる有害な物質としては、**活性酸素（P.70）や発がん性物質**などがあります。偏った食習慣やストレスが腸内環境の悪化を招き、毒性のアンモニアや発がん性物質が増加するケースなど、こちらは体調不良や病変が有害な物質をもたらす事例が目立ちます。

外から入ってくる毒物に関しては、いくら注意しても完全に取り除くことはできません。私たちはつねに**食物中の水銀や鉛、ヒ素といった有害ミネラルの毒素にさらされています**。しかし、本来のデトックス機能が働いていれば、それらはすべて尿や便、汗として、そして毛髪や爪などから排出され、健康に問題が生じることはないのです。

「外から入ってくる毒」と「体内でつくられる毒」

体にとっての毒とは何でしょうか。ただ、これらは全て排除するのは不可能なので、しっかりと解毒・排出できる体にすることが重要です。

＼外から入ってくる毒／

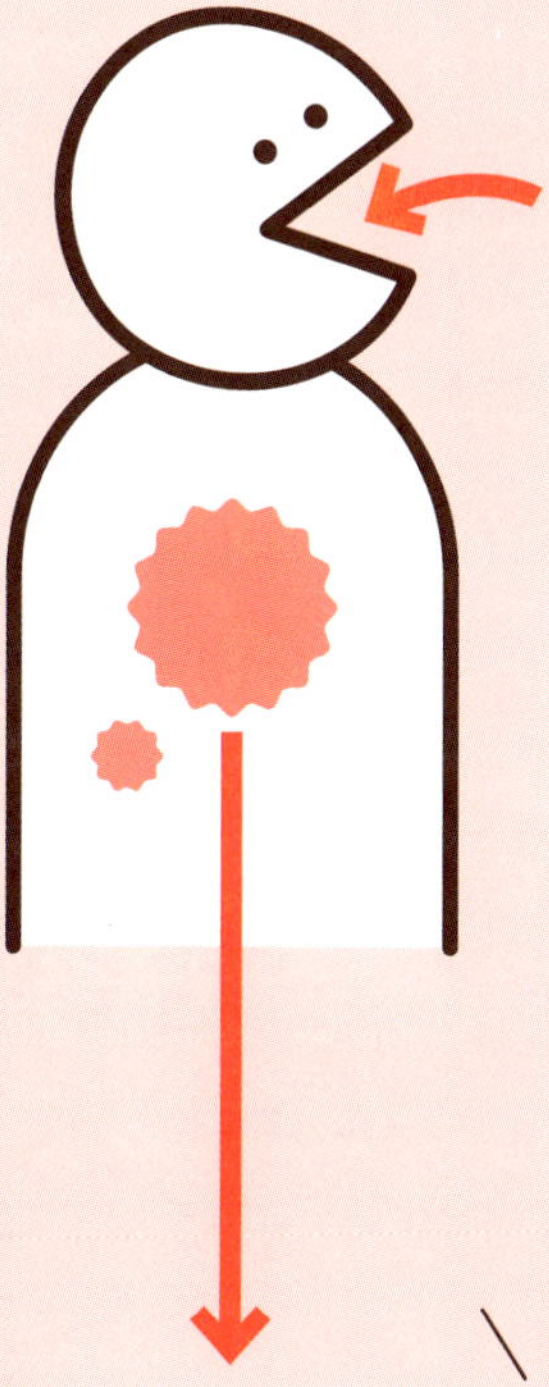

たばこの煙

排気ガス

食品添加物

少量では問題ないとされているものも、継続的な摂取は体の負担に。

多種類の薬の常用

今出ている症状を抑えるためではなく、無症状だけれど健康診断などの数値を改善するための薬は、副作用のほうが大きい。

残留農薬のついた野菜やくだもの

野菜やくだものなどの農作物に微量に残留している農薬は、繰り返し摂取すると体内に蓄積される。

アルコール

大量に飲みすぎると体内で分解される過程で猛毒のアセトアルデヒドを生成する。

自然界から

銅、水銀、鉛、鉄など。微量であっても繰り返し摂取すると体内に蓄積され、人体に有害。

悪い菌・ウイルス

食中毒を起こすような菌や腐敗物、ノロウイルスやインフルエンザウイルスなど。食品や水、空気中から体内に入ってくる。

＼体内でつくられる毒／

発がん性物質

アルコールが分解の過程で猛毒のアセトアルデヒドをつくるように、多くは、「外から入ってくる毒」が原因でつくられる。細胞が傷つき遺伝子が元通りに修復されないと細胞が再生できなくなり、異変してがん化する。

活性酸素

呼吸で取り込む酸素のうち約2％が活性酸素になる。ウイルスや細菌を排除して、免疫機能を助ける働きもあるが、増えすぎると細胞を酸化させて血管を傷つけたり、細胞を傷つけたりする。（P.70参照）

毒を出せる人、出せない人 差が出る4つのポイント

血液、リンパ、肝臓、腎臓に注目！

私たちの体はもともと万全のデトックス機能を備えていますが、何らかの原因でその機能に不調が生じると毒出しの働きが滞り、毒素や老廃物が体内にとどまってしまいます。

そのカギを握るのが**「血液（血管）」「リンパ」「肝臓」「腎臓」**です。それぞれの役割は3章で詳しく紹介しますが、血液やリンパにはウイルスや細菌を攻撃したり、体に不要なものを回収したりする働きが。肝臓は毒の分解、腎臓では血液のクリーニングが行われます。

デトックスの中枢となるこれらの働きが低下すると、様々な体の変調やトラブルが引き起こされます。例えば次のような症状がある方は、もしかすると体の毒出しがうまくできていないのかもしれません。

- **疲れやすい、倦怠感がひどい**
- **すぐに風邪をひく、口内炎ができやすい**
- **太りやすい**
- **肌にシミやしわができやすい**
- **むくみやすい**
- **肩こりや腰痛がひどい**

原因はわからないけれど、何となくスッキリしない。不定愁訴のような状況が続いている方は、左ページのチェック表を参考に、毒出しのシステムがうまく機能しているか、一度確認してみることをおすすめします。

毒を出せる人の体内は全然違う！

デトックスは「体内にある毒を、体外へ出す」という単純なしくみですが、
あなたの体内はきちんと機能しているでしょうか。

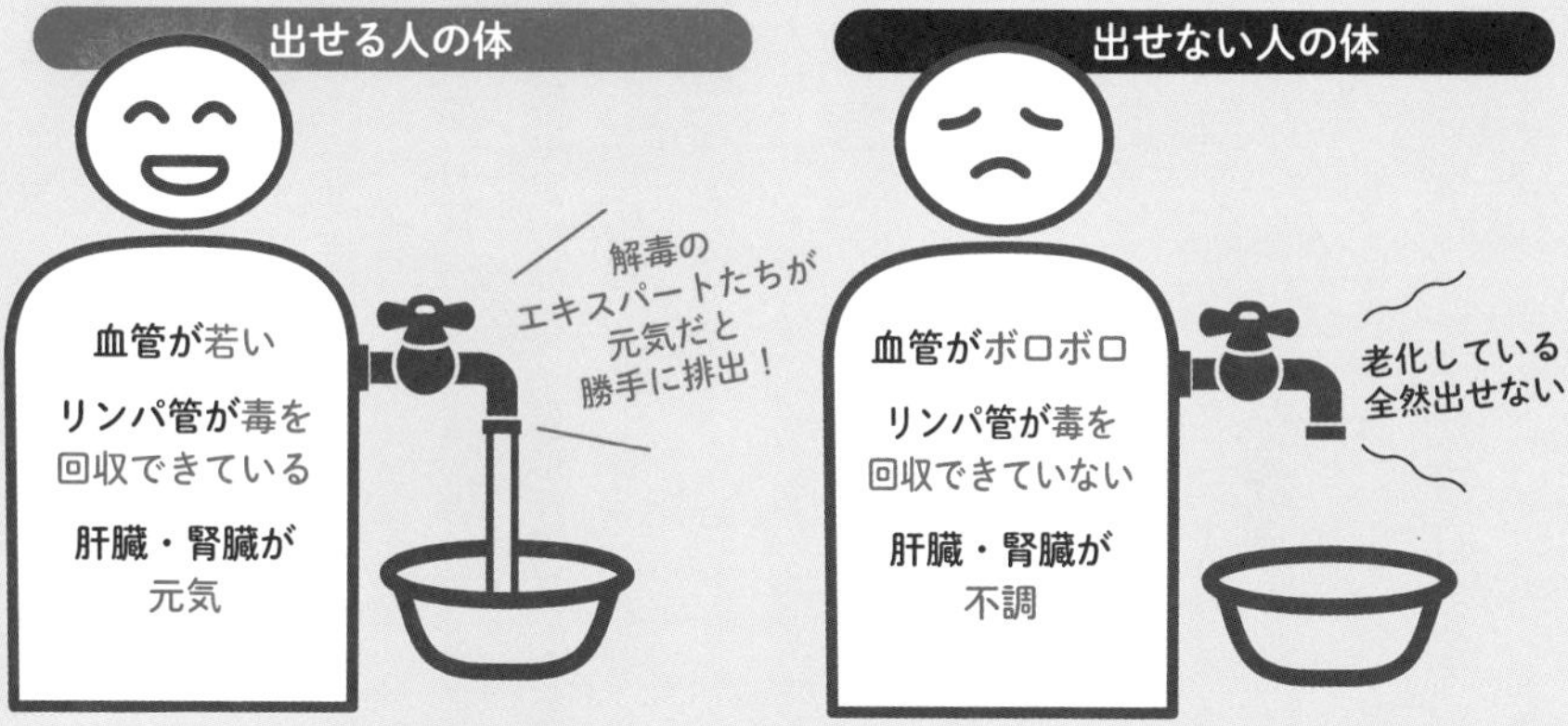

出せなくしている原因を探そう！

POINT 1
毒になっているものと、
そうでないものを見極めよう
P.29〜の2章をチェック

POINT 2
老廃物の通り道
「血管」「リンパ」がボロボロに
なっていないかチェック
P.53〜の3章をチェック

POINT 3
肝臓や腎臓の
デトックス力を高めよう
P.81〜の4章をチェック

POINT 4
元気な細胞を増やして
健康的な体を取り戻そう
P.107〜の5章をチェック

体に入ってくるだいたいの毒はじつは害にならない!?

人間のすごい解毒機能

私たちの体には、毒となるものを瞬時に認識し、それを分解したり、排出したりする生理的なしくみが備わっています。ここでは毒物がどんな経路で無毒化され、排除されるのかを見ていきましょう。

食物などに含まれた毒性のある物質は**「口↓胃↓小腸↓肝臓」**というルートを通り、各臓器で解毒機能が働き、簡単に毒物が血液に入らないしくみになっています。

口から入った毒は、殺菌力のある消化酵素を持つ唾液と混ざり合い、まず最初の毒消しが行われることに。ここをすり抜けても、次の胃で異常が感知されれば嘔吐して体外へ、さらに小腸までたどりついても下痢を起こすことで排泄されます。

こうした何重もの関門をくぐり抜けた先には、**解毒のエキスパートである肝臓と腎臓が待ち構えています**。それでも生き残った毒は体にたまりますが、デトックスや免疫の機能が正常に働いていれば、健康をおびやかすほどの問題にはならないでしょう。

それよりも怖いのは、**血液に直接入ってくる毒**です。こちらはここまでに説明したようなチェックを経ないため、防ぎようがありません。治療のためや予防接種など、注射による薬害が重大なトラブルを起こしやすいのはこのためです。ワクチン接種に対しても個人それぞれの慎重な判断が求められます。

食べたものを解毒するルート

人間の体はものすごい解毒、ろ過機能を備えています。
特に、④、⑤の肝臓、腎臓はデトックスの要でもあります。

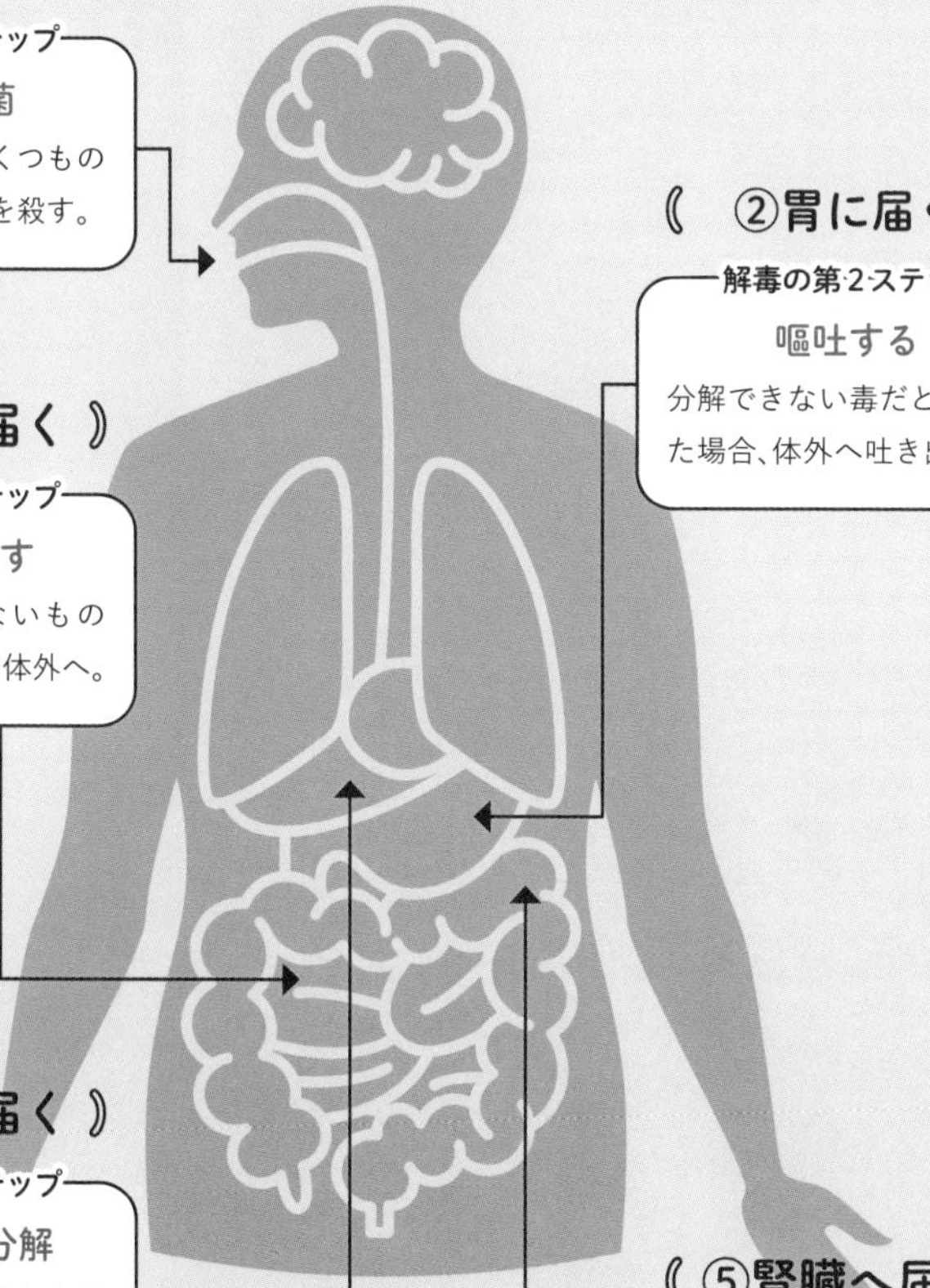

《 ①口に入る 》

解毒の第1ステップ

唾液で殺菌

唾液に含まれるいくつもの酵素で有害な細菌を殺す。

《 ②胃に届く 》

解毒の第2ステップ

嘔吐する

分解できない毒だと判断した場合、体外へ吐き出す。

《 ③小腸に届く 》

解毒の第3ステップ

下痢を起こす

小腸で分解できないものは、下痢を起こして体外へ。

解毒のエキスパートゾーン

《 ④肝臓に届く 》

解毒の第4ステップ

有害物質を分解

代謝の際に生じた体に有害な物質を、無毒の物質に変え、腎臓へおくります。

《 ⑤腎臓へ届く 》

解毒の第5ステップ

尿として排出

最終的段階で血液を2回ろ過している。

健康な人はがん細胞との戦いで「毎日5000勝0敗」

「生まれながらのコロシヤ」が大活躍

若く健康な体では毎日5000個のがん細胞が生まれています（20歳以上では3000〜4000個）。こう書くと多くの方がショックや恐怖を感じるかもしれませんが、ご安心ください。白血球の仲間「NK細胞」が、日々発生するがん細胞を1つ残らず死滅させてくれています。がんとの戦いで5000勝0敗。この奇跡のような数字が、免疫システムの優秀さを物語っています。

NK細胞のNKは「ナチュラル・キラー」、つまり「生まれながらの殺し屋」を意味し、その高い戦闘能力でウイルスや細菌から人体を守ってくれます。**つねに体内をパトロールして外敵を探し、ひとたび病原菌を見つけると、すぐさま攻撃を加えて退治**します。

標的となるのは外部からの侵入者ばかりではありません。**体内で生じる「がん細胞」まで徹底的に叩き壊す、守備範囲の広さも自慢です。もしNK細胞がいなければ、われわれの体はたちまちがん細胞に侵されてしまうでしょう**。

成人で約50億個といわれるNK細胞の数を保てれば、がんや病気を寄せつけない体でいられます。そのためには、**NK細胞を増やすドーパミンという脳内ホルモンの分泌を盛んにしましょう**。ドーパミンは喜びや感動のシーンでより分泌されます。好きなことに熱中したり、よく笑うことを心がけると効果的です。

体内でつくられる毒「がん」をやっつけるNK細胞

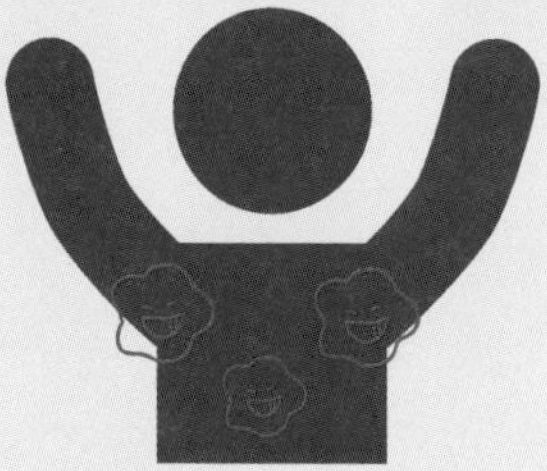

自分の体内でつくれる万能薬

NK細胞とは

NK細胞（ナチュラル・キラー細胞）は、文字どおり生まれつきの殺し屋。いつも体内をパトロールしながら、がん細胞やウイルス感染細胞などを見つけ次第攻撃してくれます（P.60も参照）。病原菌やがん細胞を殺す力もすごく強い。

ココがすごい

1. ウイルスに乗っ取られた細胞ごと破壊してくれる。
2. 体内で発生したがん細胞も破壊してくれる。

NK細胞を増やすには？

NK細胞はもともと人間の体内に存在しているので、誰もが平等に持っている細胞。ただ、活性度は生活習慣によって大きく変わり、特に、ストレスの影響を受けやすいことが知られています。

リラックスする

精神的にも、肉体的にも疲労がたまるとストレスを感じるため、しっかりと睡眠をとる（P.50）、湯船にしっかりとつかる（P.48）、アロマオイルを嗅ぐ（P.96）などして、リラックスすることが大切。

ドーパミンを出す

笑うことで、脳からドーパミンが分泌され、NK細胞が増加・活性化します。これにより免疫力が高まり、ウイルスやがん細胞への抵抗力が強化されます。笑いはドーパミンを介して健康を守る力を高めるのです。

健康にするための「薬」が病気を招いている!?

クスリは「毒にも薬にも」なる!?

日本では処方薬や市販薬など身近に薬があふれ、安易に用いられていますが、そもそも薬は特定の臓器にだけ作用するものではありません。血液にのって症状とは関係のない細胞にも効いてしまいます。これが二次的な薬の作用「副作用」です。

特に**高血圧や糖尿病などの慢性疾患に対して、薬の長期服用は危険**を伴います。**薬は「頓服薬《とんぷく》」といって、症状が出たときに飲むのが基本で、常用するようにはつくられていないからです。長期服用で慣れれば効果は薄れ、さらに強い薬が必要に**。その繰り返しが副作用のリスクを高めます。

こうした悪循環を生んでいるのが、**病気を根本から治す「根本療法」よりも、目に見える症状だけを抑える「対症療法」に偏った現代医療です**。

例えば、脳卒中や心臓疾患の患者さんには、血管の破れや詰まりを防ぐ薬が処方されます。しかし、これらの病気の**根本原因は血管が硬くなること**。つまり、血管を柔らかくしなやかにしなければ根本解決にならないわけです。血管が硬いままではいつまでたっても症状は改善されず、患者さんは永遠に薬を飲み続けることになります。

こうして必要以上の薬の成分が長期にわたって蓄積すれば、それを排除する機能も追いつきません。負担に耐えきれない体の悲鳴が副作用となって表われるでしょう。「薬が体を蝕《むしば》む」という皮肉な現実が起きています。

薬は症状を抑えるだけで、根本から治してはいない

日本の死因上位には
血管の病気である**脳卒中**や**心臓疾患**がある

原因は
血管が硬くなること

本来ならば…

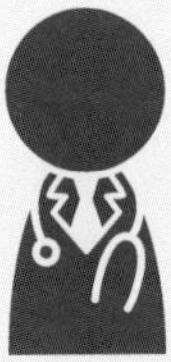

なぜ血管が硬くなってしまったのだろう？

を調べて解決するのが **根本療法**

現実では…

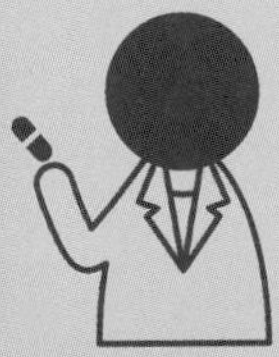

血管が硬くなったことで出てきた
症状に対処する

のが **対症療法**

血圧が高いと
血管破けちゃうよ！
血圧下げる薬出すね！

コレステロール値が高い
と血管詰まっちゃうよ。
コレステロールを下げる
薬出すね！

薬は健康に悪い？

薬は本来、症状が出てきたときに頓服として飲むもの。
血圧の薬やコレステロールの薬などは一生飲み続けるものではありません。

頓服として
活用する
ならOK

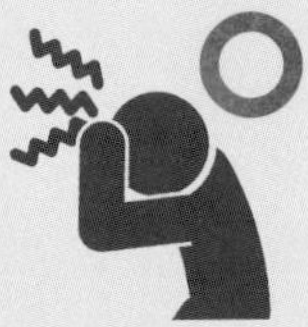

症状が出たとき

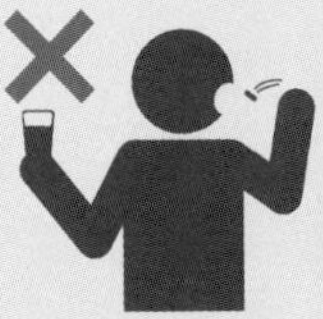

常用

血流が悪く
なることで
脳や目の病気が
増える

オーガニックを好む人ほど体内に毒が増えていく

自然界の重金属に慣れておくことが大切

健康志向からオーガニック野菜を好み、わざわざお取り寄せする人もいると聞きます。確かに農薬や化学肥料に頼らず、太陽や大地の恵みで育った野菜は、野性味や滋味豊かでおいしいでしょう。

ただし、ひとつ覚えておいていただきたいのは、「通常の野菜よりもオーガニックは、人体にとって有害となる重金属を多く含んでいる」ということ。**例えば、鉄や銅といった人体に必須な金属も含まれていますが、水銀やヒ素といった植物にとっては大切でも人体には有害な重金属も含まれています**。オーガニックの場合は自然に近い分、その含有量が多いということです。

ですから、ハウス栽培や洗浄済みのカット野菜を食べてきた人が、初めてオーガニックを口にするとおなかを壊すかもしれません。なかには栄養を十分に吸収しきれず、アレルギーを起こす人もいるようです。

普段から私たちは野菜や肉、魚介などを通して、自然界に存在する重金属を摂取しています。これは避けられないことなのです。しかし、**健康でデトックスの働きがしっかり機能していれば、肝臓や腎臓が栄養と毒を識別し、毒となる重金属だけを尿や便として排出してくれます**。ちなみに、重金属とは私たちが普段ミネラルと呼んでいるもの。必須ミネラルのマグネシウムや銅、有害ミネラルのカドミウム、アルミニウムなどです。

オーガニックとそうでないものの違い

オーガニックは…

- 除草や害虫駆除に手間がかかる
- 大量生産が難しい
- 比較的高価

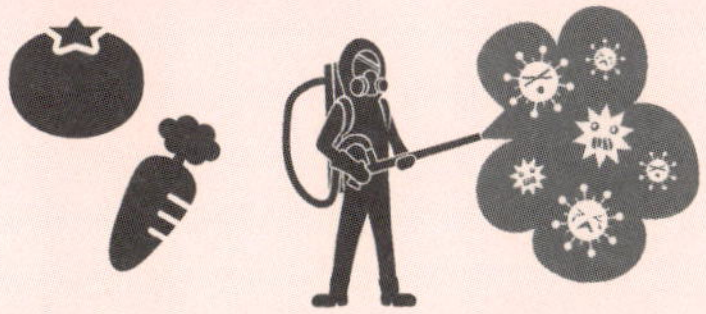

メリット

自然界から吸い上げた鉄やミネラルが豊富で栄養価が高く旨味も凝縮されている。

デメリット

その分、有害ミネラルである重金属も多く体内に入ってしまう傾向に。

一般的に多く出回っているもの

- 農薬、化学肥料、土壌消毒などで除草や害虫駆除をするため、手間がかからない
- 大量生産が可能
- 安価

メリット

虫もつかず、手間なく大量生産できるため、季節の野菜も、通年手に入るものも増えている。

デメリット

虫、重金属などは駆除されているかもしれないが、栄養価や味が落ちてしまうことも。

土壌や海など自然界に存在する重金属

水銀

大型魚類、深海魚に多い

マグロ、カジキ、キンメダイなどの魚やクジラは、食物連鎖（プランクトン→小型魚→大型魚）により、比較的高濃度の水銀を含有しています。

鉛

米やイモ類に多い

排気ガス、古い塗料、鉛給水管の溶出などが原因。米に多いと言われる理由は、微量ながら他の食品よりも食べる量が多いため。

ヒ素

玄米や海藻類に多い

玄米、海藻類、魚介類などに含まれます。ひじきや玄米は特に多いため、水洗い、精米などでヒ素を落とすのがおすすめです。

カドミウム

米、甲殻類、カカオに多い

米（水田から吸収）、海底付近に生息する貝類、甲殻類の内臓に含まれる場合が。カカオが栽培されている熱帯地方の土壌に由来するカドミウムが、カカオ豆の中心部（胚乳）に沈着していることも。

ジャンクフードでデトックスできる体が保たれる!?

あえて毒を食べて毒に慣れる

体にとって有害なものを避けるのは当然のことですが、それがいきすぎてしまうと意外な弊害も生むようです。

除菌スプレーでつねに身のまわりを清潔にし、室内は空気清浄機でウイルスをシャットアウト。食事は食品添加物を含まず、無農薬の食品を選ぶ。一見、衛生的で体によさそうな暮らし方ですが、これを続けると体は間違いなく脆弱《ぜいじゃく》になります。本来持っている菌や毒物に対しての耐性をなくし、毒を排除する機能も働きにくくなるからです。

それではどうすればいいのか。あえてジャンクフードやスナック菓子を食べましょう。着色料など食品添加物入りの食品も、たまに食べる程度ならナーバスになる必要はありません。大切なのは適量と頻度です。

現代の生活は有害なものを極端なまで遠ざけています。よい面もあるのですが、その状況に体が慣れきらないようにしたいもの。むしろ、体に少量の添加物などの毒を入れて、その毒を排除する機能を働かせるほうが体のためになります。

ぜんそく持ちの人が田舎の空気を吸って回復したり、**アトピー症状の人が海水につかることで改善されたりなど、菌やウイルスが蔓延する環境に身を置くことで、免疫力や自然治癒力が高められる**ことがあります。デトックスにおいても、同じようなことがいえるのではないでしょうか。

毒なし生活はデトックスしない体になる

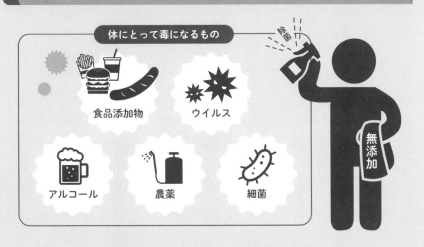

体にとって毒になるもの

とりすぎはダメだけれど、いきすぎた排除は
かえって体を弱くしてしまいます

❶ デトックス機能が働かなくなる

解毒する必要がなくなれば、使わなくてもいいんだと判断し、解毒モードが省エネになってしまうからです。

❷ 免疫活動を阻害する

除菌するためのスプレーは、体に備わっている「自然免疫」の活動を邪魔することになり、かえって免疫が落ちて病原菌と戦えない体になってしまいます。

デトックスできる体になるためのコツ

菌に触れる回数を増やす

無数の病原体がウヨウヨいる海や土に触れることで、体が自らバリアを張ろうと頑張るので、強くなります。アトピー患者が海に入ることで、体の自然治癒力が高まり症状が改善するという報告もあります。

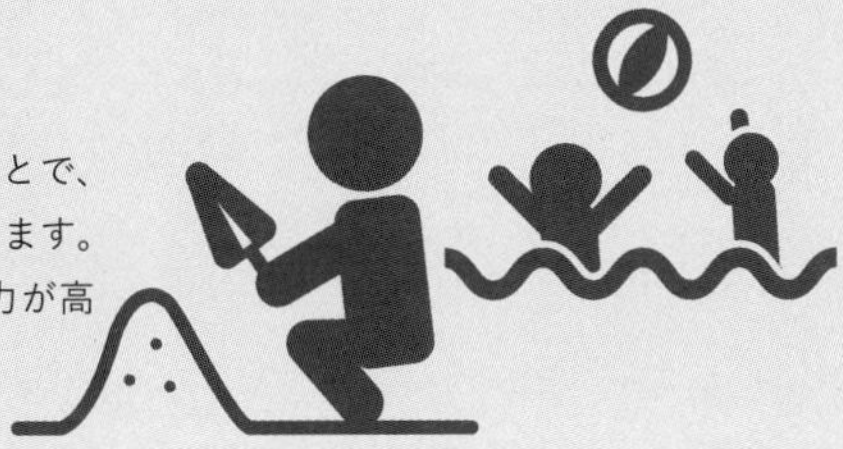

デトックスの漢方は自分でつくれる!?

薬効の高い漢方をリーズナブルに

　ここからはデトックスの働きを高める方法や生活習慣について、3つの項目に分けて紹介していきます。はじめは漢方薬による毒出しの促進です。みなさんにもおなじみの**漢方薬は、動植物など天然の産物の薬効成分をそのまま用いる「生薬《しょうやく》」のこと**。おもに植物の根や種、葉や皮、果実などが原料として使われています。

　例えば、われわれに身近な**生姜も「ショウキョウ」と呼ばれ、漢方薬で使われる生薬の1つです**。その薬効は食欲増進や健胃(胃の働きを活性化)のほか、発汗や保温、殺菌、吐き気止めなど様々。漢方薬はこうした**生薬を複数組み合わせて調合され、その相乗作用で効能を引き出します**。

　薬効の高さには定評のある漢方ですが、通常の薬に比べて値段が高い、というイメージがあるのも確か。しかし、実際はそんなことはありません。**漢方薬の種類や利用法は4章で詳しく紹介**しますが、漢方薬の素材となる生薬の多くは、**スーパーマーケットで売っている「スパイス」と同じもの**なのです。コリアンダーやオレガノ、タイムなど、みなさんが料理などに使うハーブは、どれも漢方の世界ではなじみの深い生薬でもあります。

　本書ではこうしたスパイスを使って、デトックス作用を促進するカプセルのつくり方、料理のアレンジなどを紹介しています。手軽に楽しみながらできますので、ぜひお試しください。

漢方はスーパーに売っている

漢方薬は「生薬」と呼ばれる、薬効があるとされる植物を
組み合わせてつくられたもの。
その生薬はじつはスーパーで「スパイス」として売られています！

生薬名
胡荽子（コズイシ） ➡ スパイス名
コリアンダー（パクチー）

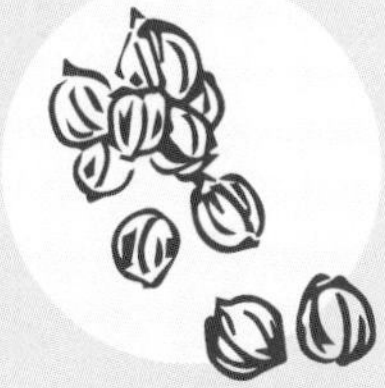

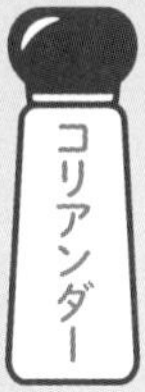

生薬名
鬱金（ウコン） ➡ スパイス名
ターメリック

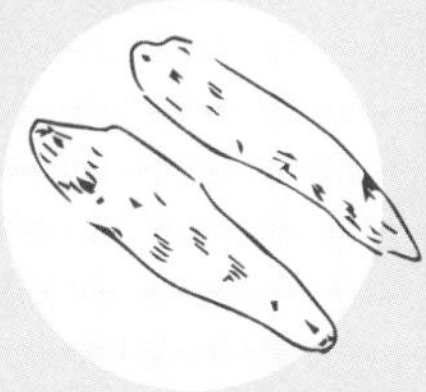

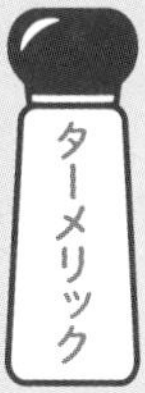

生薬名
桂皮（ケイヒ） ➡ スパイス名
シナモン

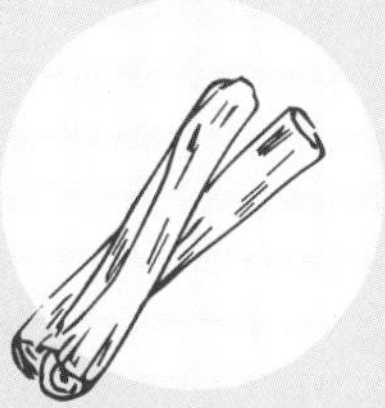

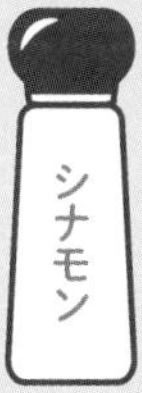

生薬名
土香薷（ドコウジュ） ➡ スパイス名
オレガノ

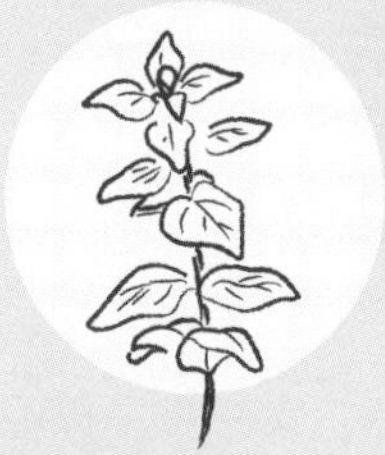

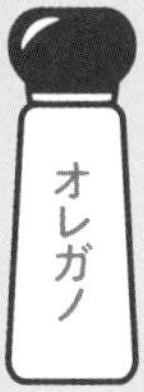

生薬名
丁子（チョウジ） ➡ スパイス名
クローブ

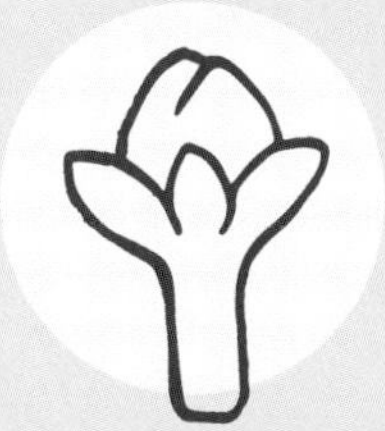

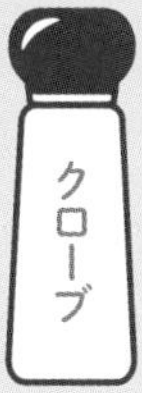

「漢方を取り入れよう！」といわれたら“何となく難しそう”と感じる方もいるかもしれませんが、「スパイス」と聞くととても身近なものになりませんか？

その「スパイス」を使った漢方のつくり方は第4章（P.92）をチェック

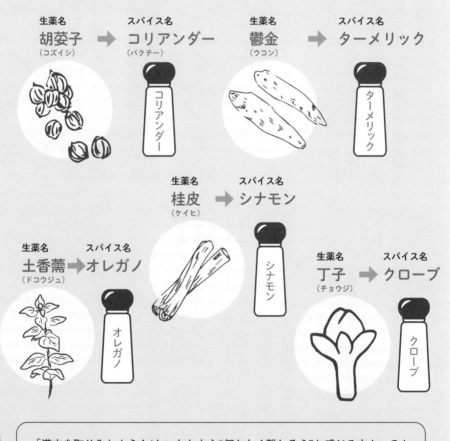

デトックスならサウナよりも温泉

体の内側から汗を出せば効果大！

デトックスの要となる血液の流れを正常に働かせるには、入浴によって体温を上げ、体液の循環をよくすることをおすすめします。

シャワーだけですませるのではなく、約40度の湯に20分ほどつかりましょう。続けてではなく、体を洗う前後で20分を2回に分けるなど、細切れでもかまいません。

40度の湯温をすすめているのは、自律神経の切り替わりを意識してのこと。湯温が高いと交感神経によって緊張状態がつくられますが、副交感神経の働く40度以下なら、リラックスしたコンディションでバスタイムが満喫できるからです。

入浴によるデトックス促進効果は、汗をかくことにもあります。**温浴で汗をかくと基礎代謝が向上。新陳代謝が活発になり、体内の老廃物や毒素を排出しやすくなる**のです。

汗をかくならサウナもいいような気がしますが、じつはデトックス効果は低め。**サウナの汗は体を冷やすうえ、皮膚の表面付近の水分が吹き出したもので、発汗はしても毒出し効果がありません。**

その点、温泉は理想的。皮膚から温泉成分をダイレクトに吸収できる上、血液の循環もよくなるからです。またラドン温泉のように、放射性物質を蒸気として吸入し、体によい作用をもたらす温泉療法もあります。日本人の愛する温泉は「毒をためない体」を保つためにも有効といえるでしょう。

サウナとお風呂の汗の違い

サウナの汗

- 外部からの刺激によって上昇した体表の温度を下げるためにかく汗なので、デトックス効果は低め。
- サウナ⇔水風呂の温冷効果でNO《エヌオー》(P.68参照)の分泌は活性化する！
- 10分以内の短時間がベスト。大量の汗で毛穴に詰まった皮脂や汚れが排出されるので、美肌効果は◎。

お風呂の汗

- 温浴によって血流が促進されると筋肉から熱が発生し、体温が上昇。体内の老廃物が汗とともに排出。
- 筋肉は血流が多く集まる組織のため、温まることで全身の体温も上がりやすくなる。

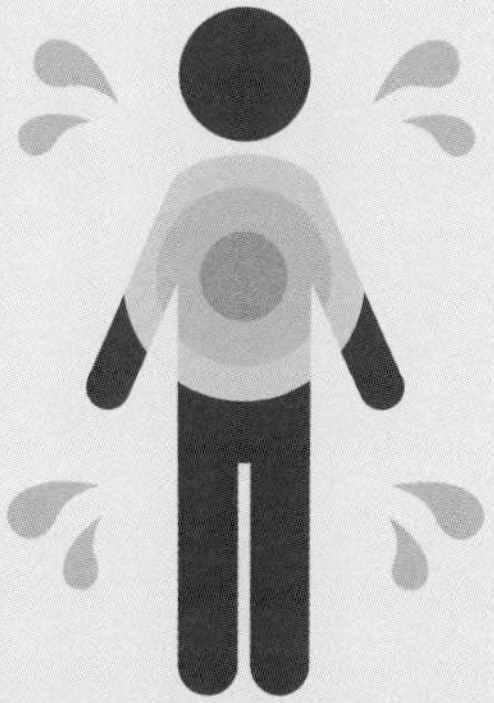

温泉なら成分を皮膚から吸収できる

**温泉成分は皮膚と呼吸器から吸収され、
血液に入って全身へ巡ります**

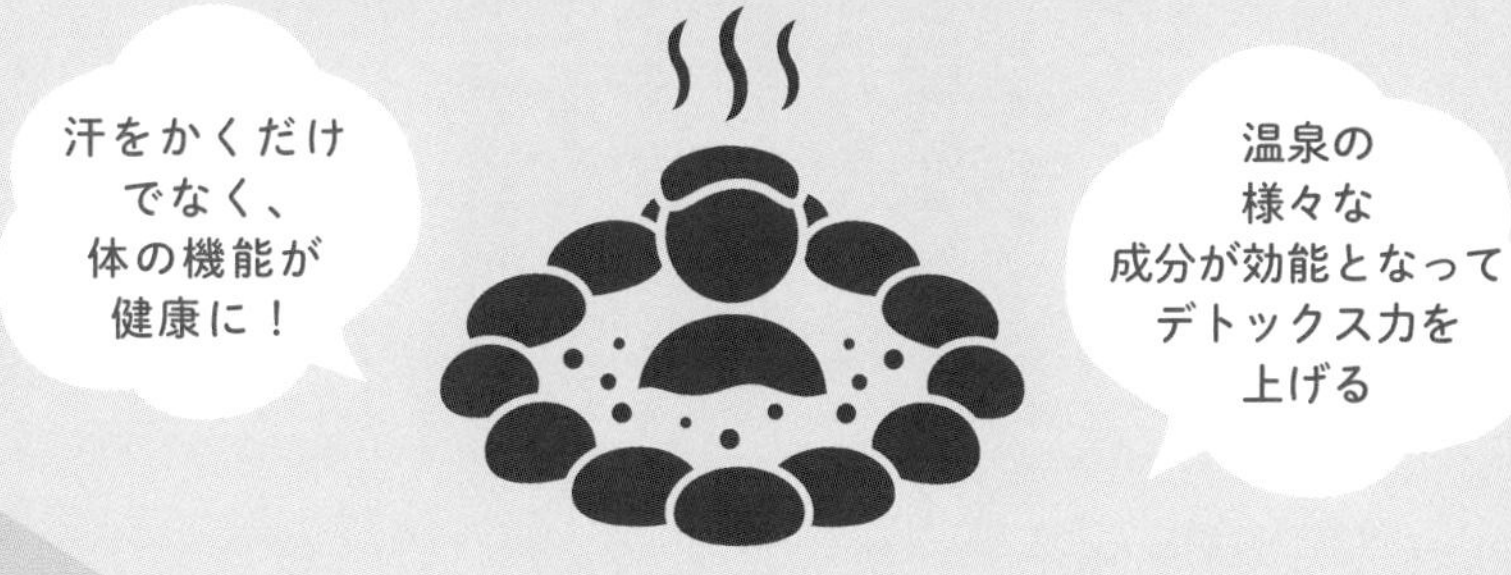
汗をかくだけでなく、体の機能が健康に！
温泉の様々な成分が効能となってデトックス力を上げる

7時間以上の睡眠が最強のデトックスへの近道

睡眠不足で脳の毒出し機能が低下する

ここまで漢方薬や入浴により、デトックスの作用が高まることを紹介しました。最後は「睡眠と脳の毒出し」について、お話ししたいと思います。

認知症の原因物質とされる**「β《ベータ》-アミロイド」は、健康な人の脳にも存在するたんぱく質の一種です。通常はこれを脳内のゴミとして、脳のまわりを満たす「脳脊髄液《のうせきずいえき》」が洗い流すことで認知症の発症の芽を摘んでいます。**

ところが、**睡眠不足が続くと脳脊髄液のクリーニング機能が低下**するため、次第にβ-アミロイドが脳内に蓄積され、認知症の発症リスクを高めてしまいます。健康維持はもとより、認知症予防にも十分な睡眠が必要となるわけです。

私が推奨する睡眠時間はズバリ7時間。最低でも7時間は寝ないと、脳と体の休息、細胞の修復ができないからです。難しい場合は昼寝などを含むトータル時間でかまいません。

じつはわれわれが寝ている間、体内では全身の細胞の点検や修復などが行われています。成人の細胞は約37兆個といわれていますから、その仕事量は想像を絶するもの。だからこそ、たっぷり睡眠をとって総点検やメンテナンスの時間を確保する必要があるのです。

睡眠時間が短いほどがんになりやすい、というデータもあります。健康で長生きをしたいなら、分けてでもいいので睡眠を十分にとりましょう。

寝ている間に体内はこんなに働いている!

体を修復

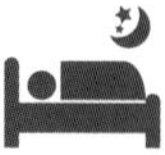

質のよい睡眠をとることで、骨や筋肉、細胞などのダメージを修復する成長ホルモンの分泌が十分に行われます。これにより新陳代謝が高まり、脂肪の分解や疲労物質などの排出も促されます。

β-アミロイドを脳から排除

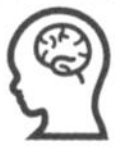

アルツハイマー型認知症の発症の原因とされている、脳内でつくられるたんぱく質の一種β-アミロイド。通常は自然に分解、排出されますが、運動不足や睡眠不足などが原因で蓄積すると悪影響を及ぼします。

肌や髪を再生

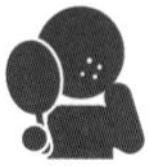

睡眠を促し、免疫力を高めるためにも欠かせない脳内ホルモンのメラトニンは睡眠中に分泌されます。抗酸化作用が強いので肌の老化やシミ、しわを防ぎ、肌のターンオーバーを促進し、肌や髪を再生するのにも不可欠です。

睡眠時間別　かかりやすい病気

人は睡眠中に脳や体内の調整を行います。睡眠の時間が短かったり、質が悪かったりすると、調整がうまくいかず様々な不調を引き起こす原因に。

7時間

7時間未満の睡眠が続くと不安感が高まり、抑うつ傾向が強まるため、**うつ病など精神疾患の原因**になります。

6時間

6時間未満の睡眠が続くと、**狭心症や心筋梗塞などの心臓疾患や、乳がんなどを発症するリスク**が高まります。

5時間

5時間未満の睡眠が続くと、**糖尿病や呼吸器疾患、性機能障害など**様々な病気のリスクが高まります。

おすすめ

眠りの質を高めてくれるスパイス

シナモン

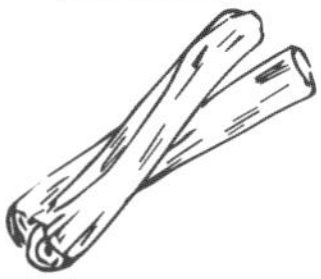

体を温める作用やリラックス効果があるシナモン。ホットミルクに入れて飲むと自律神経が整い、睡眠の質を上げてくれます。

column 2

身近にある、薬の顔をした毒

少し意外かもしれませんが、毒と薬は表裏一体の関係にあります。同じ化学構造を持つ成分が、使う条件によって毒にも薬にもなるからです。**適量なら薬として使えても、大量に用いれば毒となるケースは少なくありません**。

身近な例としては**麻酔薬**があります。そもそも麻酔は、毒物で神経を麻痺させるなどして苦痛を取り除くもの。当然のように麻酔薬には毒物が含まれています。その用量を間違えれば生命に関わるため、専門の麻酔医がいて管理するわけです。

あまり知られていませんが、**予防接種のワクチンには有害物質の水銀(チメロサール)が含まれています**。われわれは食事で魚などからも水銀を摂取していますが、こちらは肝臓でのデトックス作用で解毒できます。しかし、注射で血液に直接入れるのは、大きなリスクがあるように思えます。物質の化学反応を促す成分として使われるようですが、薬学の専門家としてはつねに疑問と危惧を感じています。

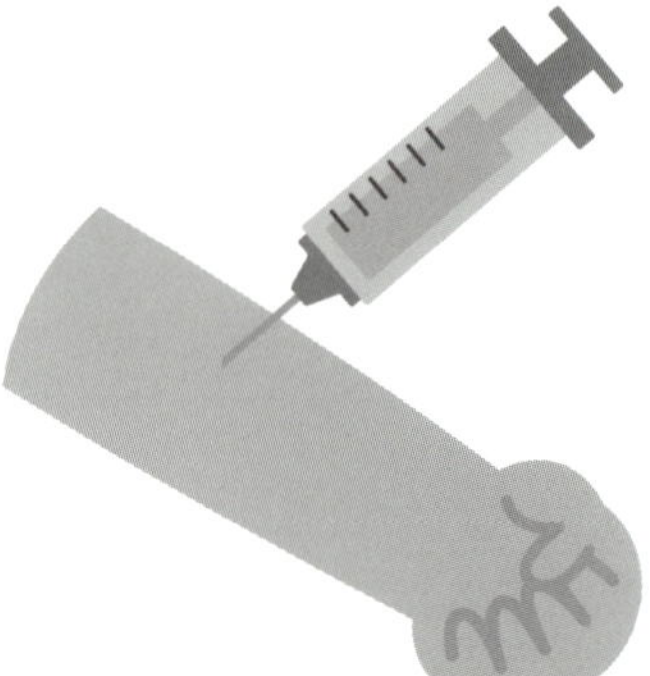

第3章

血管、血液、リンパ、
肝臓、腎臓
デトックスするために
超重要な体のしくみ

デトックスは血液とリンパが要

全身をくまなく巡る2つの川がある!?

この章ではデトックス機能のカギを握る血液とリンパ、肝臓と腎臓について、その働きや特徴を紹介していきます。なかでも血液とリンパの役割はとても重要です。そこでまず、体内を流れる2つの川といわれる「血液」と「リンパ」から話を始めましょう。

成人の血管の長さは約9万メートル、重さは体重の約3%。**心臓から送り出された血液は、動脈から毛細血管へと流れて各細胞に酸素や栄養を供給。その代わりに二酸化炭素や老廃物を受け取って、静脈を通り心臓に戻ります**。

こうして全身を循環する血液は、「血漿《けっしょう》」と「血《けっ》球《きゅう》（赤血球、白血球、血小板）」の2つの成分からできています。血漿は老廃物を運搬、排出する役目を持ち、血球の中の白血球は免疫システムの中枢であるため、どちらもデトックスには関わりの深い存在といえるでしょう。

リンパは無色透明の「リンパ管、リンパ液、リンパ節」からなり、血管に寄り添うように張り巡らされたリンパ管を、リンパ液が心臓に向かい一方通行で流れています。**リンパのネットワークには、およそ800個のリンパ節と呼ばれるフィルター装置があり、リンパ液が運んでくる老廃物や有害物質をここでろ過して浄化するしくみです**。

P.56では、こうした血液やリンパのしくみをわかりやすく図解しています。

血管とリンパ管の違い

リンパ液が流れているリンパ管とは、一体どの様なものなのでしょうか。
血管とは形状や、働きがどのように違うのかを紹介します。

❶ リンパ管は細くて透明

リンパ管は血管よりもとても細く、網目状になって広がっています。実際のリンパ管は無色透明でリンパ液も透明。リンパ管は必ず静脈と平行して走っていて、細胞間にある細菌やウイルス、老廃物を回収して、リンパ節で処理されています。

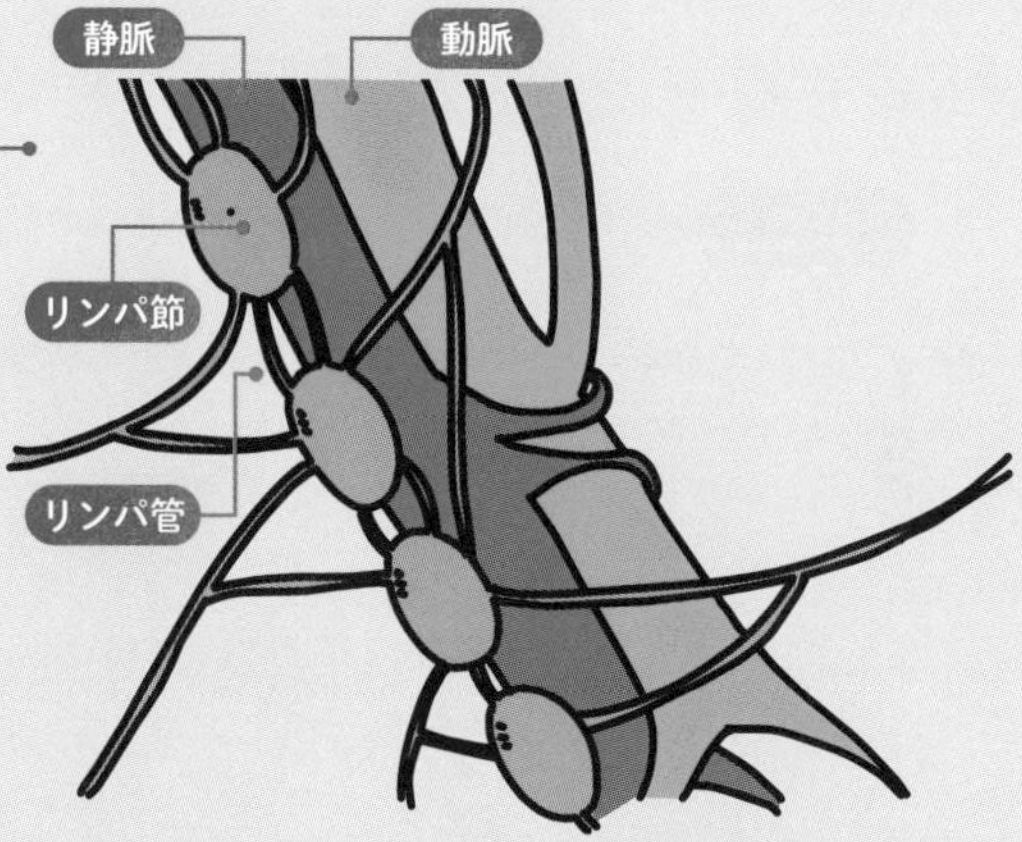

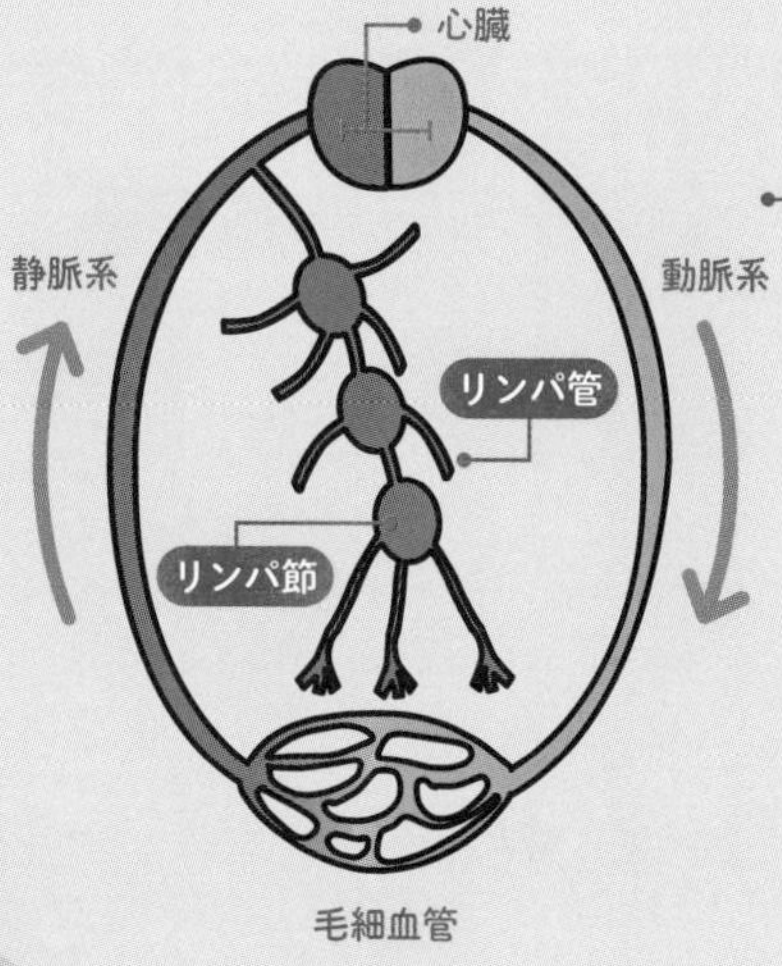

❷ 血液は循環していて、リンパは一方通行

血液は輪を描くように体の中を循環しているのに対し、リンパ液は一方向に流れています。血管からしみ出した栄養素の回収や細菌の退治、老廃物を除去しながら太いリンパ本幹に流れ、鎖骨下にある静脈と繋がる部分の出口（鎖骨下静脈）へ向かって流れていきます。

くみMAP

血管とリンパ管のダブルでチェックして解毒するしくみになっているため、両方を鍛えることで「勝手にデトックスする体になる」のです。

血管・血液　循環しながら解毒

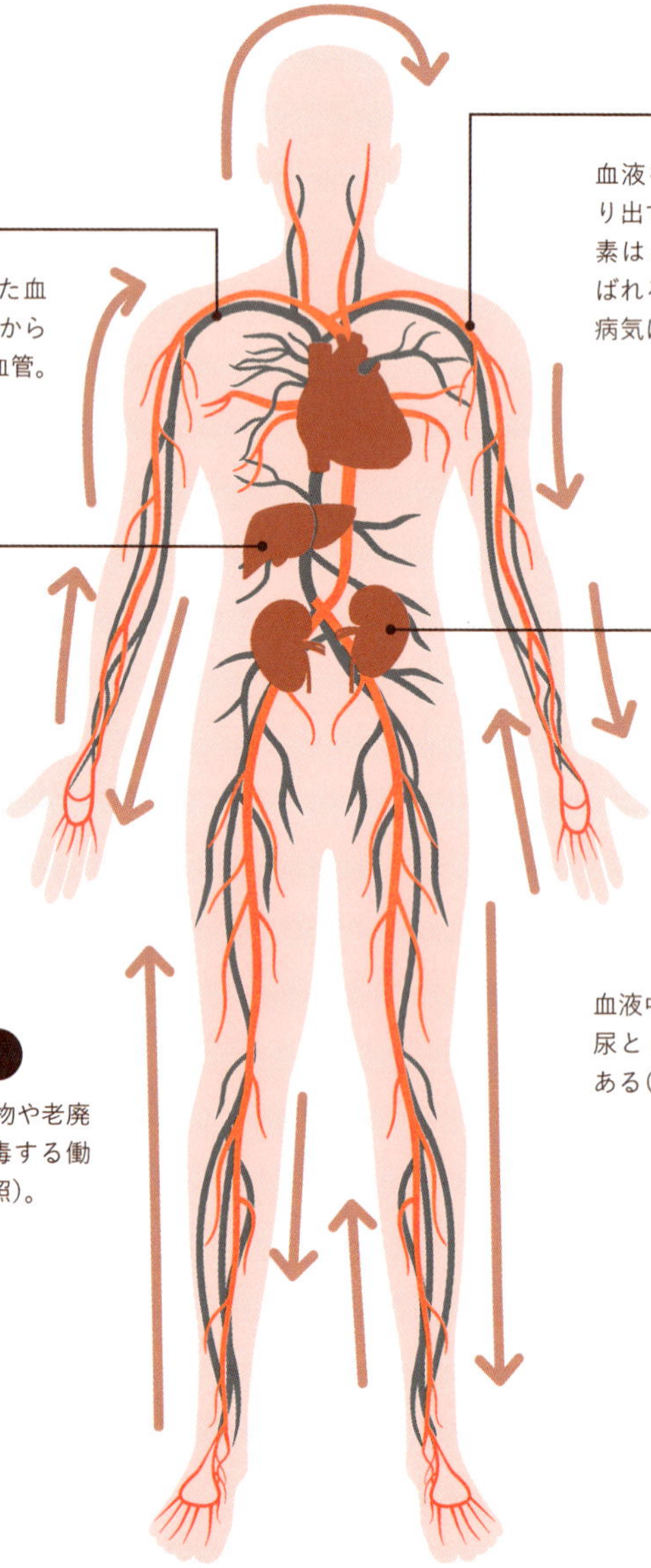

静脈

動脈から送り出された血液が、それぞれの臓器から戻ってくる際に通る血管。

動脈

血液を心臓から全身に送り出す血管で、酸素や栄養素はこの血液にのって運ばれる。「動脈硬化」という病気はこの血管におこる。

肝臓

栄養素の代謝、薬物や老廃物を分解して解毒する働きがある（P.76参照）。

腎臓

血液中の老廃物をろ過し、尿として排出する働きがある（P.78参照）。

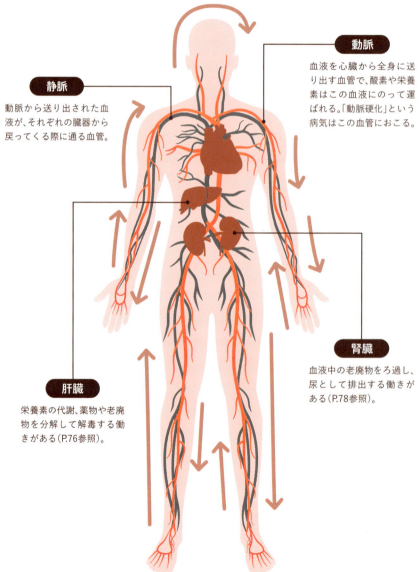

血管・血液とリンパのし

リンパ液　一方通行で心臓に向かって解毒

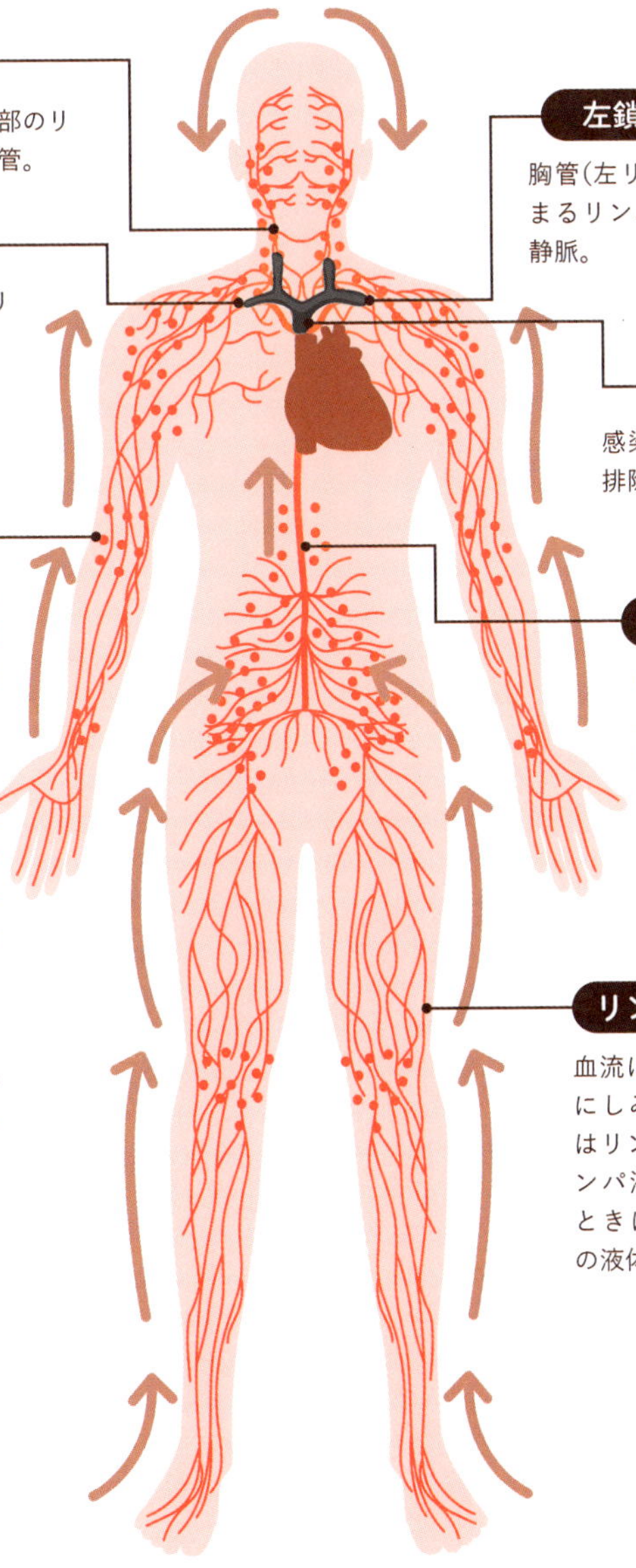

右リンパ本幹

右上半身、右腕、右頭頸部のリンパ液が流れ込むリンパ管。

右鎖骨下静脈

右リンパ本幹に集まるリンパ液が流れ込む静脈。

リンパ節

リンパ管をつなぐ豆のような形をした器官で、全身に約800個配置されている。

●浄化機能

体内の老廃物や余分な水分を回収してリンパ節でろ過し、クリーンな状態にして栄養素だけを心臓に戻している。

●免疫機能

ウイルスや細菌などから体を守る働きを担っている(P.62参照)。

左鎖骨下静脈

胸管(左リンパ本幹)に集まるリンパ液が流れ込む静脈。

胸腺

感染した細胞をみつけて排除する働きがある。

胸管(左リンパ本幹)

脚部、腹部、腰部、左上半身、左腕、左頭頸部からのリンパ液が流れ込むリンパ管。

リンパ管・リンパ液

血流にのった栄養素が細胞にしみ込み、余った栄養素はリンパ管に回収されてリンパ液となる。ケガをしたときに出てくる、無色透明の液体は組織液という。

毒を流し出して体を浄化する 血液とリンパのクリーニング作用

血液とリンパの流れが悪いと毒を出せない

心臓から送り出された血液は栄養素や酸素を全身の細胞に行き渡らせ、今度は各細胞の老廃物や二酸化炭素を回収しながら静脈を通って再び心臓に戻ります。

体内に入り込んだ異物を攻撃する「免疫機能」も血液の重要な役割です。マクロファージやNK細胞などの白血球が、細菌やウイルスが入り込まないように臨戦態勢を整えています。

一方、**リンパは血管からしみ出した組織液をリンパ液に取り込み、リンパ節でろ過してから心臓へ戻す役目を果たしています**。リンパ液にはたんぱく質などの栄養素のほか、細菌や乳酸、尿素などの老廃物も含まれるため、フィルターの役割をするリンパ節で不要物をふるいにかけてから静脈に合流させるのです。しかもリンパ節では強力な免疫力を持つリンパ球（白血球の一種）がつくられているので、病原体やウイルスなどを退治するしくみも備えています。心臓や脳に有害な物質が流れ込まないよう、体内に数百ものリンパ節という関所を設けて監視、排除しているわけです。

また、血液が循環することで臓器をクリーニングしながら常にメンテナンスしているので、健やかな血流が体をフレッシュで万全な状態に保っています。私たちの体はこうした血液やリンパの働きによって病気から守られ、かつ毒をためないシステムが機能しています。

血液とリンパの役割

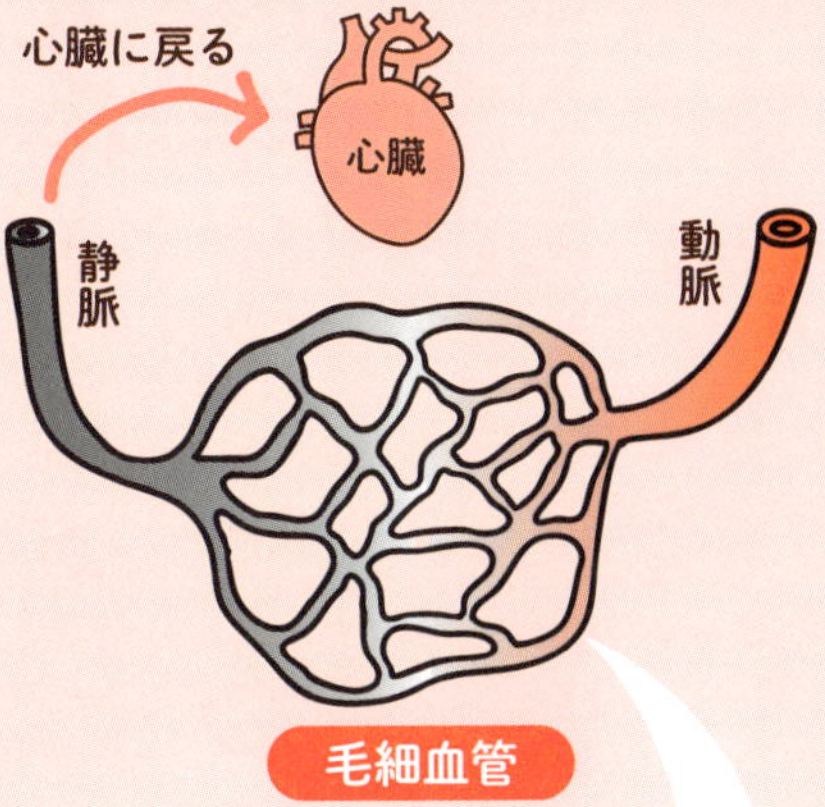

毛細血管は最も長い血管で、
体中を網目のように巡り、

細胞に必要なものを届ける

不要なものを回収する

という重要な働きをしています。

毛細血管の壁はとても薄い膜なので、
液体である「血漿《けっしょう》」という成分が血管の外にしみ出します。

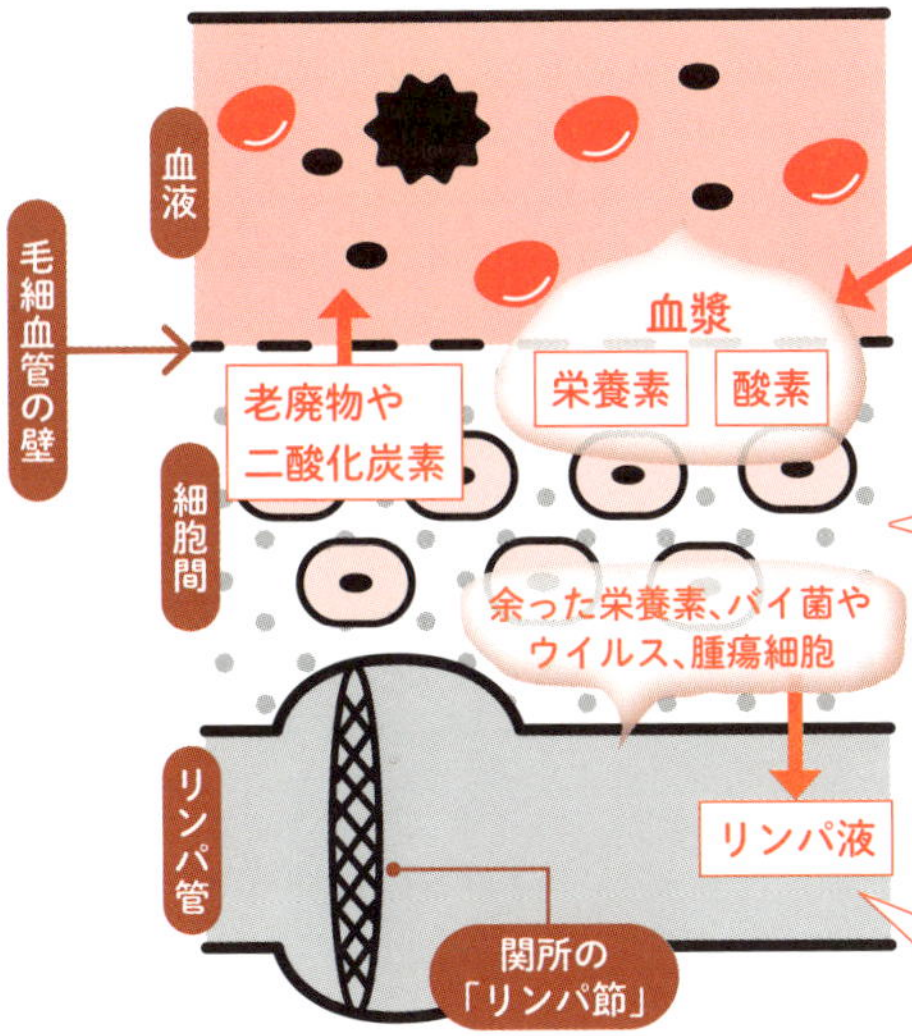

細胞間内で使われなかった余った栄養素、バイ菌やウイルス、腫瘍細胞がリンパ管に回収される。

リンパ管に回収され、
リンパ液に流れ込み、
リンパ節へと向かう。

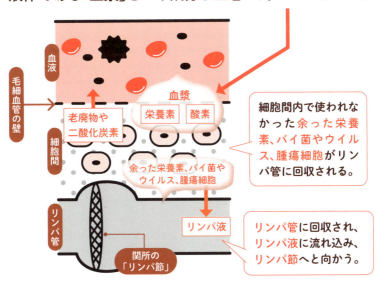

免疫力が高ければ勝手に出せる体になる

免疫は鉄壁の防御システム

　リンパが免疫機能にとって重要な役割を果たすことは前述（P.58）のとおりです。ここでは免疫という体のしくみについて紹介しましょう。

　免疫には2つの種類があります。**1つは誰もが生まれながらに持っている「自然免疫」。皮膚や粘膜で異物の侵入を防いだり、体内に入り込んだ外敵を発見、攻撃、排除するものです**。ここでは病原体を食べるマクロファージやウイルスに感染した細胞を壊すNK細胞などの白血球が主力となって戦います。**もう1つは「獲得免疫」と呼ばれ、こちらは後天的に備わるもの。一度感染したウイルスや細菌の特徴を記憶して「抗体」という専用の武器をつくり、次に同じものが侵入したときに備えます**。リンパ球（白血球の一種）のT細胞やB細胞がこの働きの主役です。

　免疫の防御態勢は数段構えになっています。まず皮膚や粘膜などの第1防御線、血液やリンパ液での第2防御線、さらにリンパ節で最終防御線が敷かれます。それでも手に負えない難敵には、獲得免疫のチームが出動して攻撃をしかけます。

　私たちの体を守ってくれる免疫システムですが、不規則な生活や睡眠不足、偏った食習慣や運動不足によって働きが鈍ります。規則正しい生活やストレスをためないよう心がけたいもの。免疫によるバリア機能が保たれていれば、有害な物質を寄せつけない体が維持されます。

体温が1度上がると免疫力が5倍に!

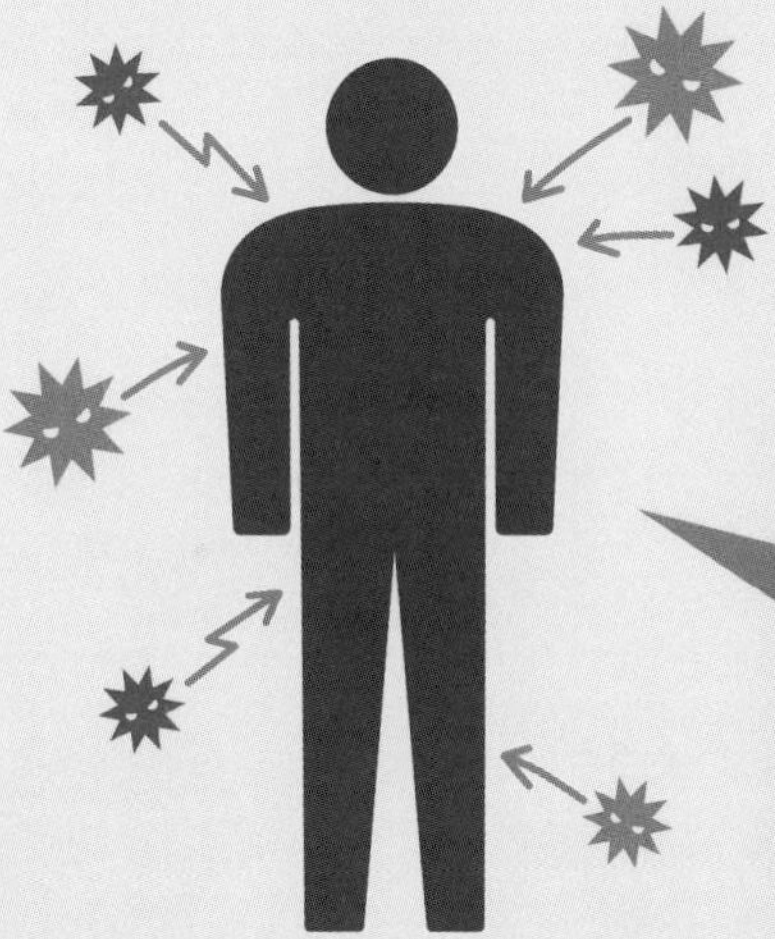

免疫とは

体内に侵入した細菌やウイルスなどを異物（自分以外のもの）として攻撃することで、自分の体を守るという大切な働きをします。

免疫には**自然免疫**と**獲得免疫**がある

- 自然免疫：生まれながらに備わっているしくみ。
- 獲得免疫：生まれたときに備わっておらず、病原体や異物と接することで後天的に獲得するしくみ。

免疫力を高める習慣

- **ストレスを減らす**
  （ドーパミンを出そう➡P.39）
- **睡眠をしっかりとる**
  （7時間以上寝よう➡P.50）
- **適度な運動をする**
  （筋肉を使おう➡P.108）
- **体を温める**
  （お風呂につかって体温を上げよう➡P.48）
- **栄養バランスよく食べる**
  （たんぱく質を多めに食べよう➡P.100）

体温が36.5度以下ならたんぱく質を食べて

体温は36.5度以上を保つと白血球が増え、免疫細胞が活発になります。36度を切ると自律神経が乱れ、アレルギーを発症しやすくなります。

免疫力を下げる習慣

- 不規則な生活
- 睡眠不足
- 肉食生活
- 動かない生活
- 無菌・除菌のきれい好きな生活

のすごい働き

健康のために「免疫力を高める」とよく聞きますが、じつはよくわからない方も多いのではないでしょうか。ここでは、働きものの免疫細胞について詳しく紹介します。

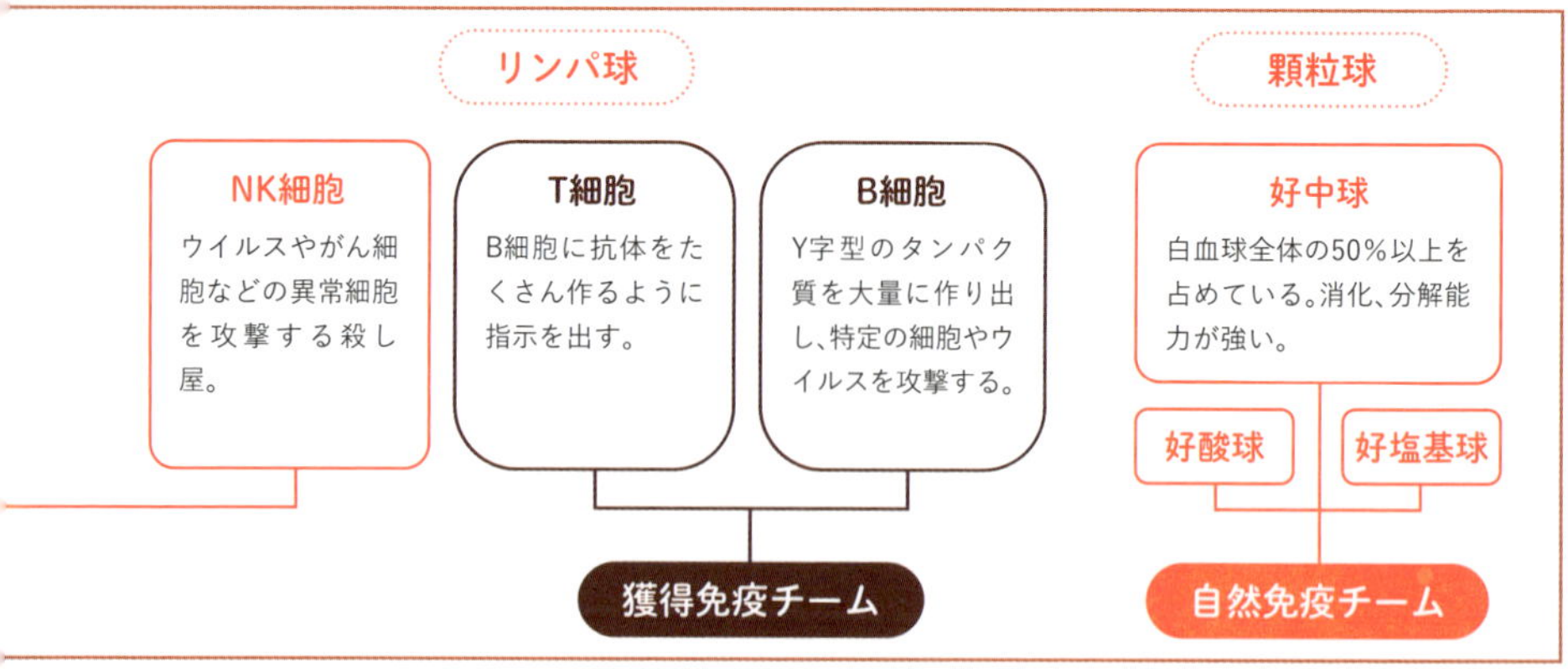

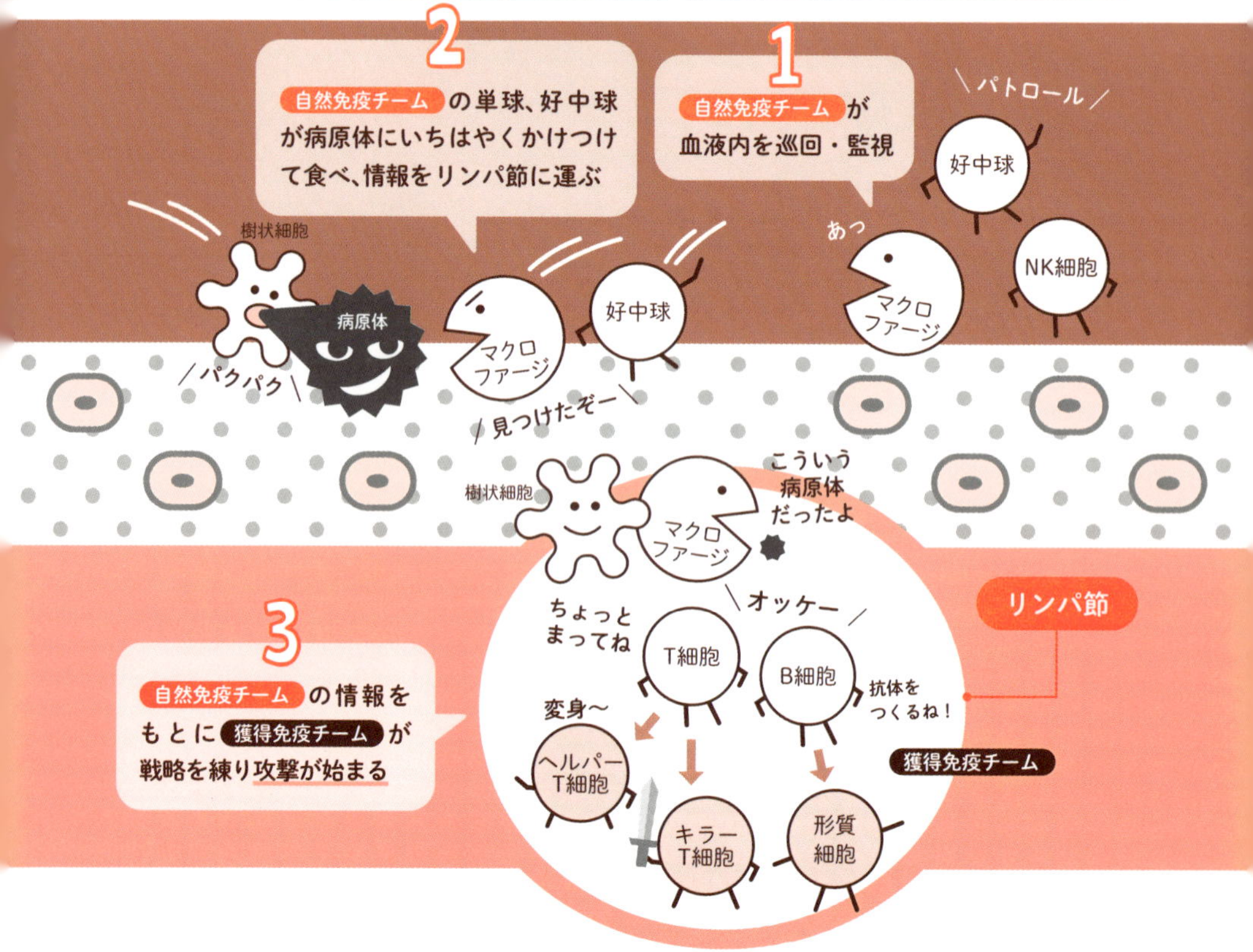

デトックスの要「免疫細胞」

血液内の図

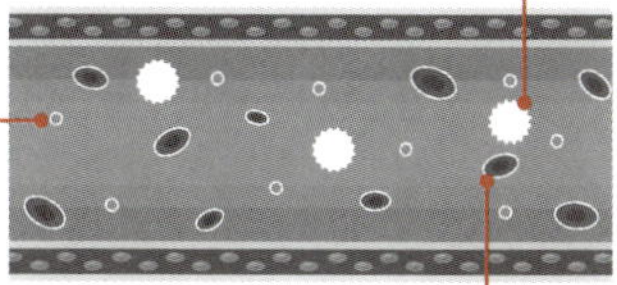

白血球

血液中の細胞成分で、体内に侵入した病原体や異物と戦う免疫細胞です。

血小板

出血が起こったときに、血液を凝固させて出血を止める役割があります。

赤血球

唯一酸素を運搬する役割を担っている。ヘモグロビンというタンパク質を含んでいます。

単球

マクロファージ

異物が入ってきたらいち早く食べ始め、その情報を他の細胞にも伝える司令塔。

樹状細胞

発見した異物を自分の中に取り込み、その特徴を覚える。

自然免疫チーム

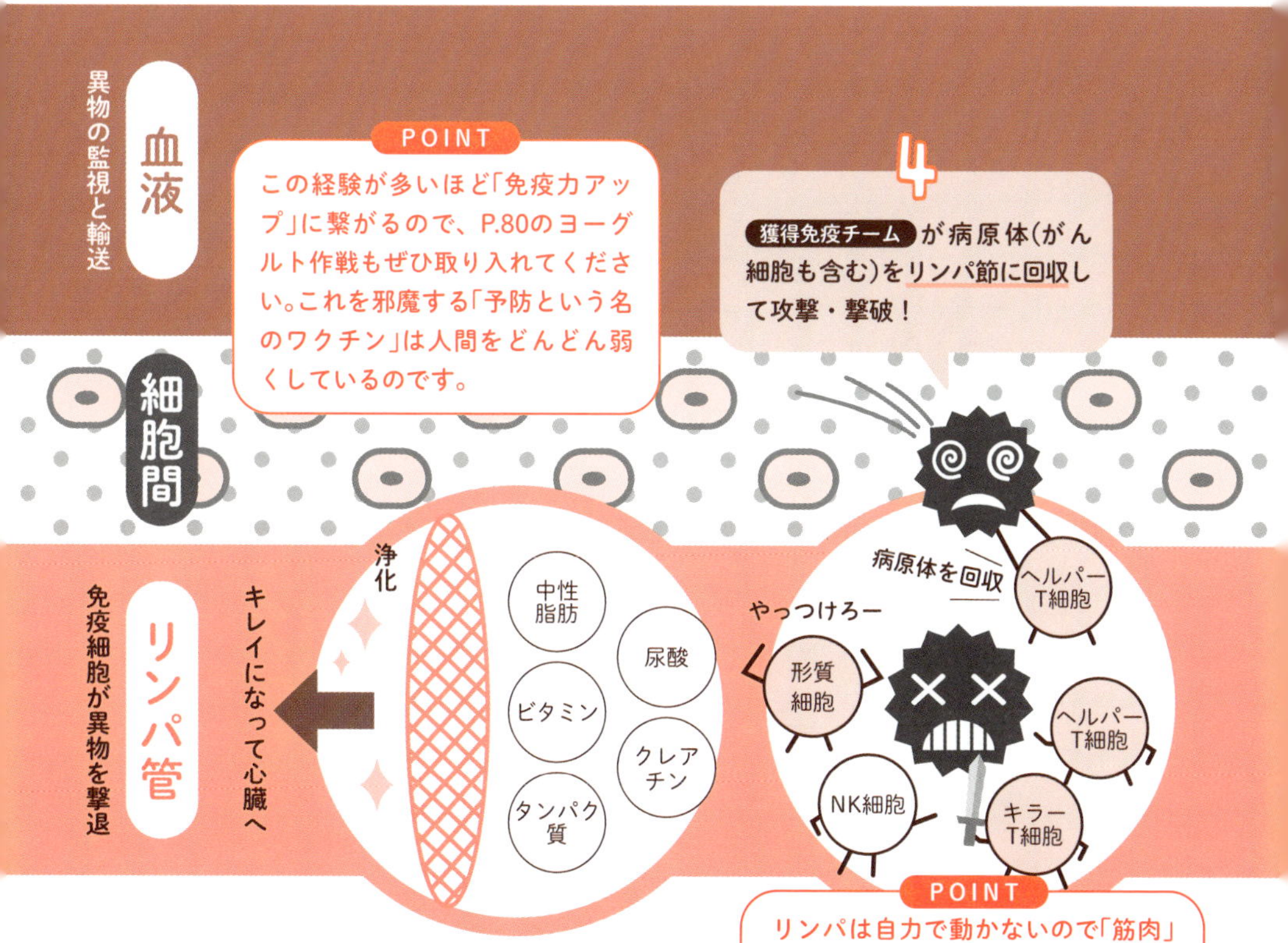

POINT

この経験が多いほど「免疫力アップ」に繋がるので、P.80のヨーグルト作戦もぜひ取り入れてください。これを邪魔する「予防という名のワクチン」は人間をどんどん弱くしているのです。

POINT

リンパは自力で動かないので「筋肉」を動かして回収を強化(おすすめは5大リンパストレッチ(P.112参照))

血液とリンパがしっかり流れるようになるには？

血液は勢いよくリンパ液はゆっくり

ここまで血液とリンパの特徴や違いを紹介してきましたが、それぞれが体内を流れるしくみも大きく異なります。

血液は心臓が収縮と拡張を繰り返すポンプ作用によって血管へ押し出され、およそ20秒で体内を巡って心臓へ戻ります。この数字からもわかるように、血液の流れる勢いはすさまじいものです。

血液の流れが血管にかける圧力を「血圧」と呼びますが、硬い血管やドロドロの血液で血流が悪いほど血圧は高い状態、つまり高血圧になります。

ですから血液を正常に循環させるためには、弾力のある血管をサラサラの血液が流れる環境を維持することが大切。運動習慣などで筋肉と血管のしなやかさを保つようにしましょう。

一方、**リンパは心臓のような強いポンプ装置の助けがないため、非常にゆっくりとした流れです**。寝ているときはリンパ管自体が持つ小さなポンプの働きで流れ、昼間など活動が盛んになるとリンパのまわりの筋肉がポンプの役割を果たします。

「足のむくみがとれない」といった声をよく聞きますが、これは硬くなった筋肉がリンパの流れを悪くしていることが原因の場合も。ストレッチなどで筋肉を伸縮させるとリンパの滞りが解消され、むくみがひくケースがあります。リンパの流れをよくするためには、よく筋肉を動かしてしなやかに保つことが大切です。

体を動かさない人は血管がカチカチに

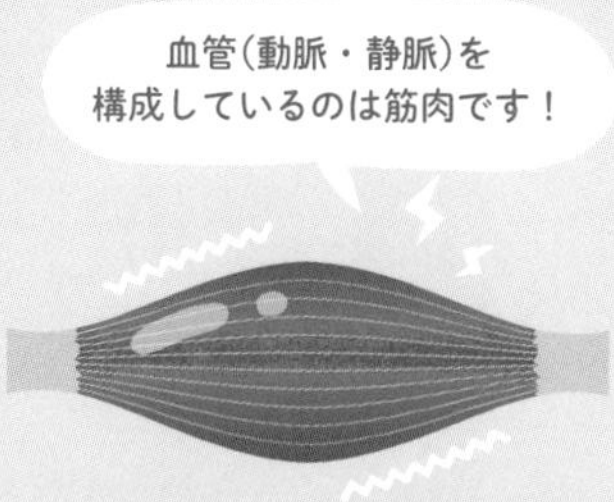
血管（動脈・静脈）を
構成しているのは筋肉です！

筋肉を動かす習慣がないと、筋肉は次第に柔軟性を失い、硬くなります。

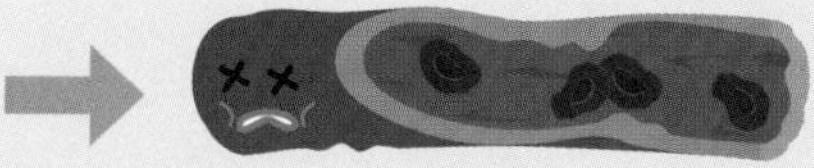

筋力が落ちるだけでなく、カチカチになった筋肉にかこまれた血管は収縮した状態が続くので弾力性もなくなり、血液を押し流す力も弱くなってしまいます。

筋肉がある人ほど毒は流れる！

ポンプ機能を活発にしよう

❶ 筋収縮

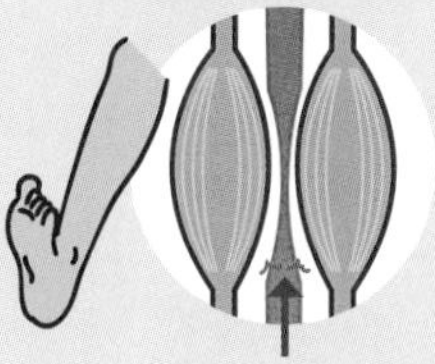

筋肉の収縮で、筋肉の血管が圧迫され、一時的に血流が制限される。

❷ 筋弛緩《しかん》

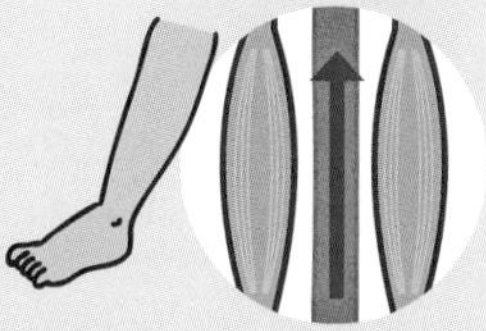

圧迫されていた血管が開き、血流やリンパが勢いよく流れる。

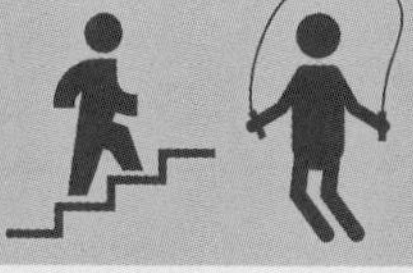

その場でジャンプをする、階段の上り下りなど、筋トレ＆ストレッチを両方できるような軽い運動がおすすめ。

筋肉 ＋ 伸縮（ストレッチ）**で、筋肉をしなやかにすることが重要**

5章のP.110で実践!!

病気の原因にも

毒出しだけじゃない!? 硬い血管はあらゆる不調を招く

血行不良から不定愁訴や重大な病気に

スムーズな血液の流れは、デトックス作用をもたらすばかりではありません。つねに健やかでいるためにも血管と血液の健康は大変に重要です。

本来、血管は血液の量や勢いに応じて収縮・弛《し》緩《かん》する柔軟性を持つことで、スムーズな血液の流れを維持しています。ところが、**運動不足や長時間同じ姿勢をとるような習慣があると、筋肉が硬くなると同時に筋肉の中を通る血管もしなやかさを失ってしまうのです**。

血管が硬くなると血流が滞りがちになるため、血行不良からの冷え性やむくみ、腰痛や肩こりなどが起こりやすくなります。

また、活性酸素のような体に有害な物質がたまりやすくなり、倦怠感や肌荒れを感じるようになるでしょう。

さらに怖いのは、**動脈の血管が厚く、硬くなる動脈硬化のリスクが高まることです**。動脈硬化が進めば、血流に耐えきれない血管が破裂したり、せまくなった血管に血栓（血のかたまり）ができて詰まったり、といった深刻な症状になることも。それが主要な動脈であれば、大動脈瘤や心筋梗塞、脳梗塞などが引き起こされます。

簡単な筋トレやストレッチで筋肉を柔らかくする、無理のないくらいのウォーキング、またたんぱく質をしっかりとる食事習慣など、血管と血液へのケアを日頃から心がけることも大切です。

血行不良になると起こる不調・病気

冷え性　むくみ　だるさ　腰痛
肌荒れ　肩こり　めまい　頭痛
息切れ　足が痛くなる　脳梗塞
心筋梗塞　閉塞性動脈硬化症

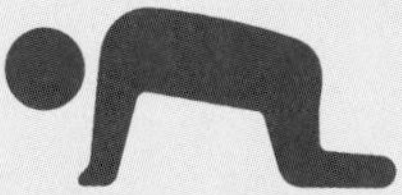

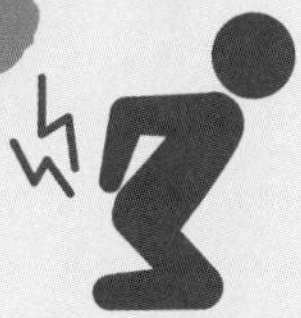

病気に繋がる血管の老化現象「動脈硬化」

動脈硬化とは

動脈の壁が厚くなり弾力性を失う血管の老化現象です。動脈硬化が進むと、血管が詰まりやすくなり、脳梗塞や心筋梗塞などの原因となります。

＼ 血管が硬くなる原因 ／

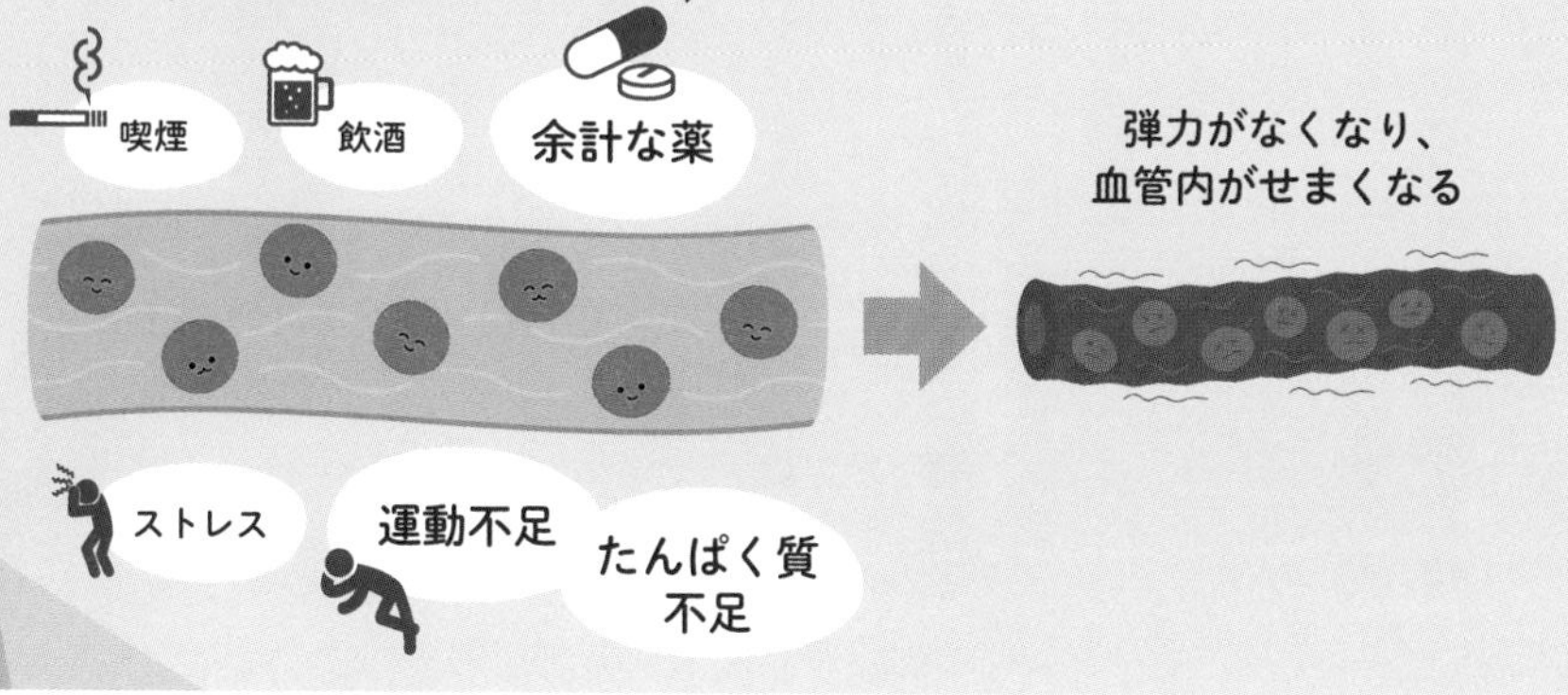

デトックススイッチをオンにする 最強の物質「NO《エヌオー》」って何？

しなやかで健康な血管の見守り役

デトックスのスイッチをいつでもオンにしておくためには、血管をしなやかにしておくことが大切です。そこでぜひ知っておきたいのが**「NO《エヌオー》（一酸化窒素）」という物質のこと**。

以前から**NOには血管を広げる作用があるとされてきましたが、ほかにも血管を柔らかくする、傷ついた血管を修復する、血栓をできにくくする**、などの働きを持つことがわかってきました。血管を若く、健康に保つキーマンといえるでしょう。

NOは血管の内壁（内皮細胞）から分泌されますが、**血液が血管の内壁をこする刺激が大きいほど、つまり血液の流れがいいほど産出が促されます**。

血流をよくするには運動が効果的ですが、NOを増やすためにはウォーキングや階段昇降、ジャンプといった、ごく簡単な運動で十分です。日常に取り入れやすく、NOの分泌をより多くする方法を2つご紹介します。1つめは合掌です。胸の前で手のひらをあわせ、力いっぱい押し合って10秒キープし、**ギュッと収縮させた血管をパッと解放するイメージで力を抜きましょう。せき止められていた血液が瞬時に勢いよく流れ出します**。

2つ目は熱めの湯船につかり、冷たいシャワーを浴びる温冷交代浴です。血管の拡張と収縮が繰り返されて血行がよくなります。**こうして血管の内壁をより強く刺激することで、NOがどんどん産出されるようになるのです**。

NO（一酸化窒素）のすごい働き

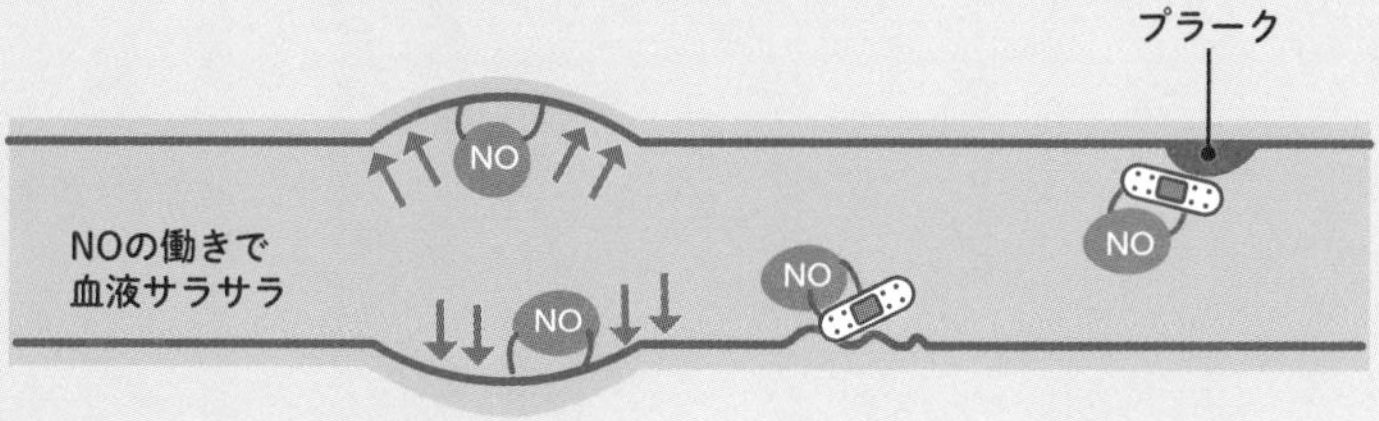

- 血管を柔軟にする
- 血管を広げる
- 血管が厚くなるのを防ぐ
- 傷ついた血管を修復する
- 血栓ができるのを防ぐ

NOの産生が増大する最強の方法

血管の拡張と収縮が繰り返されて血流がよくなり、NOの分泌が促進されます。

❶ 合掌のポーズ
（大胸筋エクササイズ）

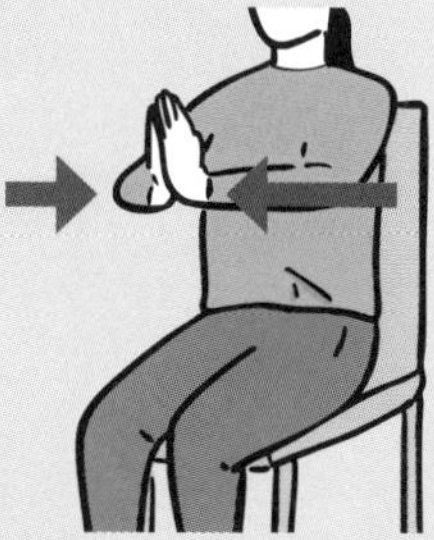

胸の前で力を入れて合掌をする

心臓に近い筋肉を使うのでおすすめ。胸の前で手のひらをあわせ、10秒間力いっぱい押し合います。その後力を抜いて血流を解放。これを10回ほど繰り返す。

❷ 温冷交代浴

40℃以上のお風呂に入浴5分

↓ ×3セット

冷たいシャワー

「温」「冷」を交互に繰り返す

全身に冷たい水をかけるのが苦手な場合は、足首から下に冷たいシャワーをかけるだけでもOK。

増えすぎた「活性酸素」がデトックスを妨げる

酸化作用で血管がサビてもろくなる

私たちの体が持つデトックス機能を阻害する物質の1つに「活性酸素」があります。活性酸素とは普通の酸素よりも反応しやすい「攻撃的な酸素」のことで1回の呼吸で取り込む酸素のうち、約2パーセントが活性酸素になるといわれています。

活性酸素は強い酸化作用を持つことが特徴です。体内の細菌やウイルスなどの外敵を排除し、免疫機能を助けるため、体にとって必要なものですが、過剰に増えると細胞を傷つけます。

通常、人体は抗酸化機能を働かせて活性酸素の過度な増えすぎを抑えていますが、**紫外線やストレスなどの外的な要因で活性酸素が過剰に生まれると、その歯止めが利かなくなります。すると様々な組織が酸化ストレスにさらされ、老化や疲労、生活習慣病などが引き起こされるのです。**

それが血管や血液に及べば、血管はサビついてもろくなり、酸化した血液中の中性脂肪やコレステロールは、「過酸化脂質」という動脈硬化の原因物質に変化。デトックス作用を含めた本来の役割が十分に果たせなくなります。

そんな**活性酸素をなるべく増やさない手軽な方法は、抗酸化作用の高い食品を食べることです。**左ページで紹介しているように、野菜やくだもの、ナッツ類には抗酸化作用が高いものが多く、緑茶やチョコレートにも含まれます。意識して献立に加えてみてはいかがでしょうか。

活性酸素って何?

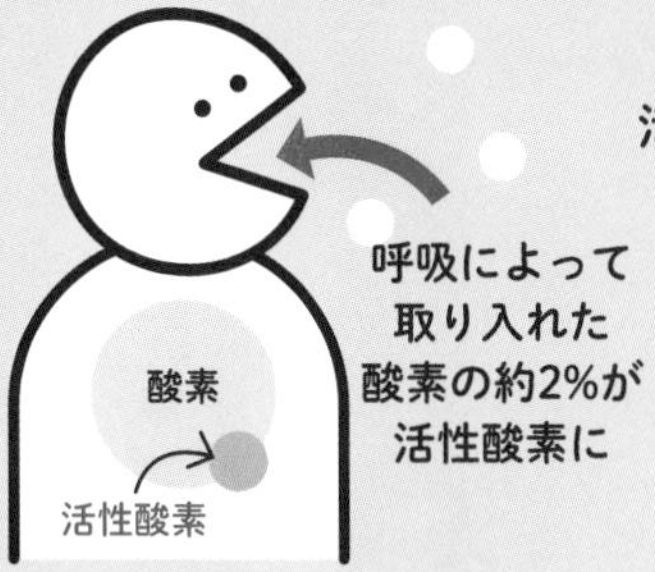

人間の生存に
欠かせない

1

活性酸素にはウイルスや細菌を排除して、
体の免疫機能を助ける働きがある

2

しかし、増えすぎると
細胞を酸化させて傷つけてしまう

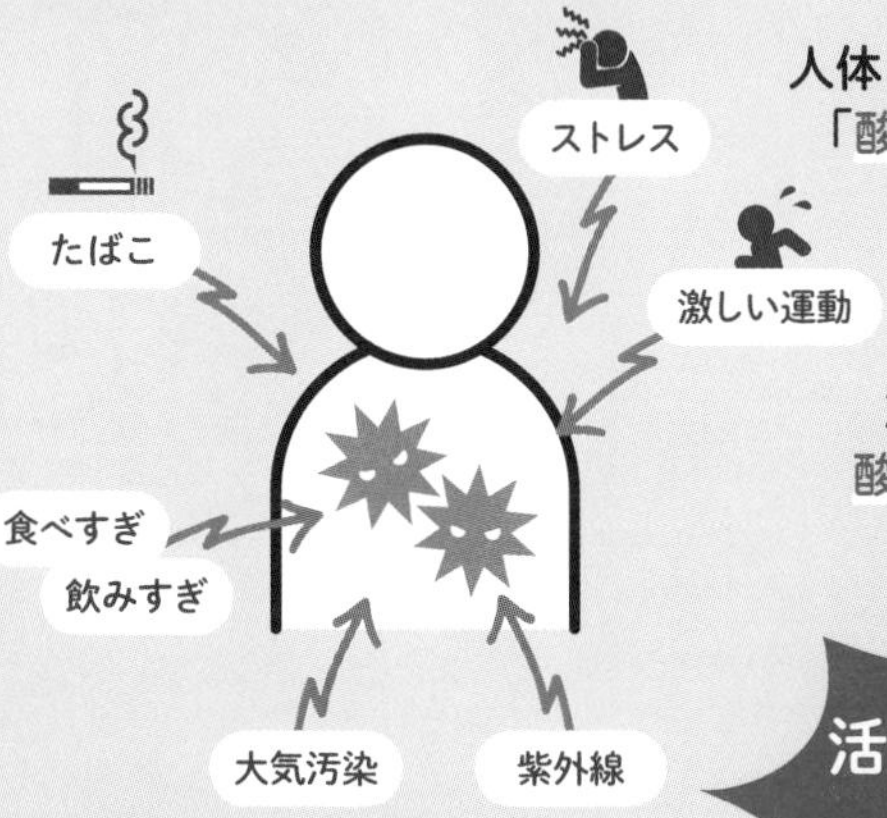

3

人体には活性酸素の酸化作用を抑制する
「酸化防止システム(活性酸素除去酵素)」が
備わっている

4

左の図のような様々な要因が
酸化防止システムを妨害している

活性酸素は増えすぎると悪!

酸化作用が血管をもろくしたり、
硬くしたりすることで、血管や血液の持つ
デトックス機能を阻害する

抗酸化作用の高い食材

活性酸素の働きを抑えるには、**ビタミンC(パプリカ、ブロッコリー、じゃがいも)**や**ビタミンE(アーモンドやクルミなどのナッツ類)**、**カロテノイド(緑黄色野菜やくだもの)**、**ポリフェノール(赤ワイン、緑茶、チョコレート)**などの抗酸化成分を豊富に含む食品の摂取がおすすめです。

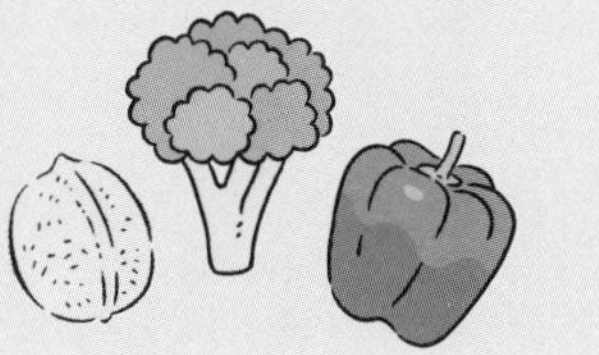

リンパがスムーズに流れない人ってどんな人？

浄化作用と免疫力の低下が不調を招く

リンパの持つ浄化機能や免疫機能は、私たちの健康に大きな恩恵をもたらしています。それゆえ、ひとたびリンパの流れが停滞すると、様々なトラブルに見舞われることになります。

リンパの流れが滞って老廃物や有害物資が体内にたまると、体が疲れやすくなるだけでなく、腫瘍細胞が回収されなくなるため、後々がんに進行するかもしれません。肌の細胞であれば、シミやくすみ、しわなどができやすくなることも。余計な水分が回収できずに細胞間に残ればむくみの原因になります。

リンパの流れが滞ると免疫の働きも低下します。つまり、体に侵入してくるウイルスや細菌への防御態勢が弱くなり、風邪をひきやすくなるなど、体調を崩すリスクも高まるというわけです。

そもそもどうしてリンパの流れが悪くなるのでしょうか。その主たる原因は運動不足や水分不足にあります。前述（P.64）のように自力で動かすポンプ機能の弱いリンパは、まわりの筋肉を動かすことで流れをつくっています。運動習慣がないなど、体を動かす機会が少なければ、筋肉のサポートを受けられないリンパが停滞してしまうわけです。

リンパを正常に流すには適度な水分補給も欠かせません。水分を十分にとることで流量が増えるとともに、リンパ液の粘度が低くなって流れがスムーズになります。

リンパの流れが滞る原因

運動(筋力)不足

リンパは筋肉の収縮と弛緩によるポンプ作用によって流れているので、運動不足になると、筋肉を動かすことが減り、リンパの流れも悪くなります。

ストレス

ストレスがかかり戦闘態勢になった体は、筋肉に血液を送ろうと忙しく働くため、末梢の血管が収縮して末端部分に血流が届かなくなって冷えるなどの症状が。その影響でリンパの流れも滞ってしまいます。

水分不足

水分代謝が悪くなると血液がドロドロになる、リンパ液が粘性を増して流れが悪くなるなどの原因に。その影響で老廃物も体にたまりやすくなります。

加齢

加齢による筋肉量や筋力の低下も原因のひとつです。軽いウォーキング、階段を上るなどの軽い運動でいいので動くことを意識しましょう。

滞るとどんな症状が出るの?

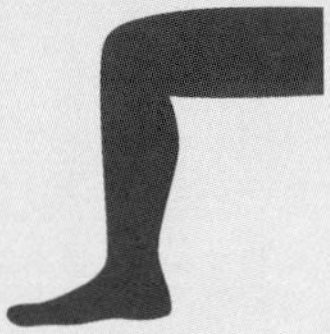

顔や足がむくむ

余分な水分がたまっている状態。

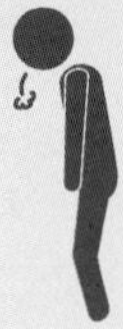

疲れがとれない

免疫力が低下して体全体の代謝が落ちている状態。

風邪をひきやすくなる

免疫力が低下して免疫細胞の移動が阻害され、毒と戦えない、または勝てない状態。

太りやすくなる

老廃物が流れず、体内に脂肪を引き寄せている状態。

シミやしわができやすくなる

血流も悪くなり、皮膚の細胞に酸素や栄養が届いていない状態。

リンパがスムーズに流れることで代謝が活発になる!

5大リンパを流せば老廃物がドバッと流れる

リンパの密集エリアを重点的に刺激!

手や足の先にある細いリンパ管から流れ始めるリンパは、ほかのリンパ管との合流を繰り返しつつ、やがてリンパ本幹などに集まって大きな1つの流れになります。

体にはこうしたリンパの密集する部位がありますが、なかでも**「鎖骨」「胸」「おなか」「わきの下」「そけい部」にあるリンパ節は「5大リンパ」と呼ばれ、特に重要とされています**。体の中心線に並んでいるこれらのリンパ節には、全身のすみずみから集まるリンパが集中して、まるでリンパのターミナルのような様相です。

本書ではこの5大リンパとそのまわりの筋肉を刺激し、効率よく全身のリンパの流れを促しながら、デトックス効果を高めるストレッチ(P.116〜)を紹介しています。

あえてストレッチを用いているのは、体の深奥部にある「深いリンパ」を刺激する必要があるため。体表近くを流れる「浅いリンパ」は、マッサージなどの軽い刺激で流すことができますが、深いリンパはインナーマッスルと呼ばれる深層の筋肉を動かすことでしか活性化できないからです。

ストレッチ効果でくまなく全身のリンパを流すことができれば、体の奥底にたまりがちな毒素や老廃物もスッキリと排出できてクリーンな体になれるでしょう。手軽に誰にでもできる毒出しです。ぜひお試しください。

リンパは体の奥へ流れていくから、さするだけではダメ

浅い部分のリンパは合流しながら
体の奥の深いリンパへ

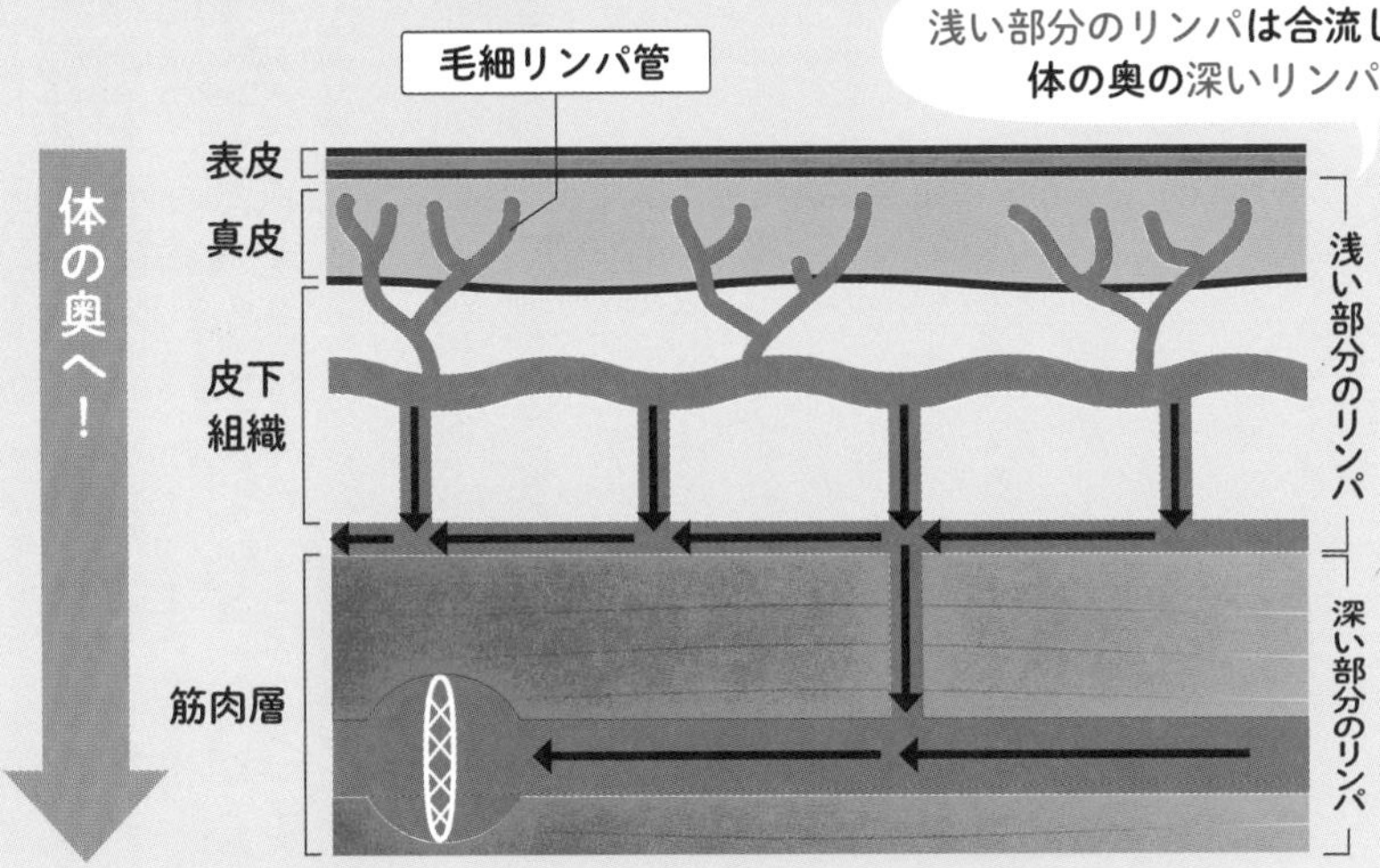

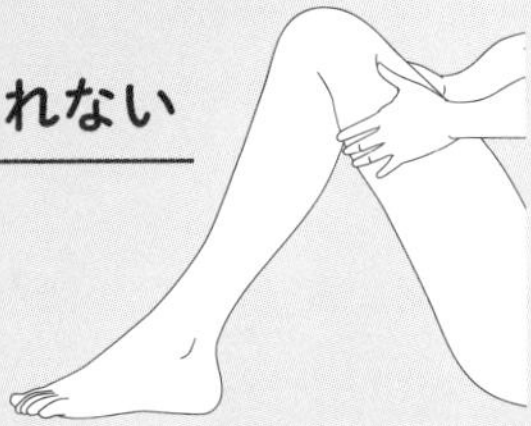

奥深くにあるリンパはさすっても流れない

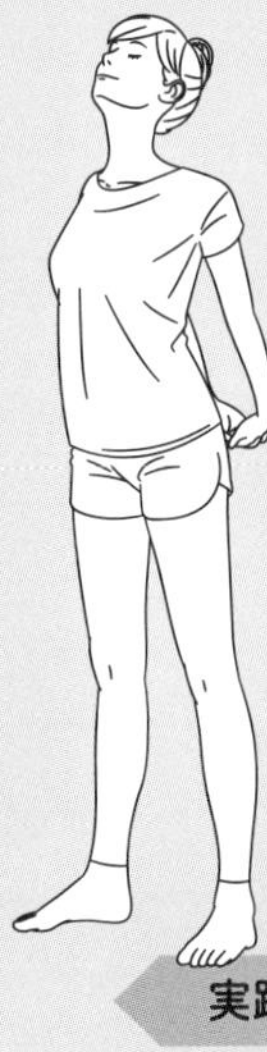

ストレッチで筋肉を
伸縮させて
毒素や老廃物を流す！

実践方法は5章のP.116ページで紹介

肝機能を高めれば毒を代謝できる体に

有害物質の毒抜きをして排泄する

肝臓はその重さ（成人）が1～1・5kgもあり、およそ3000億個もの細胞からなる人体最大の臓器です。肝臓には様々な役割がありますが、生命の維持に関わる以下の3つの働きが特に重要とされています。

- **3大栄養素の代謝を行ってエネルギーを供給**
- **脂肪の消化・吸収を助ける胆汁を生成して分泌**
- **薬物や老廃物などを分解して解毒**

ここで注目したいのは、最後に挙げた肝臓の毒出し作用についてです。肝臓は摂取した物質や代謝で生じた有害な物質を、毒性の低い物質に変えてから、尿とともに排泄してくれます。

P.30で紹介したアルコールの分解のほか、体に有害な薬剤の成分、たんぱく質の代謝過程で体内に生じる有毒なアンモニアを無毒化するなどがその一例です。

こうしたデトックス機能を正常に保つためにも、必要以上のアルコールや長期の薬物摂取は控えたいものです。

ちなみに、**肝臓の機能が低下したときに有効なのがウコンとタウリンです**。ウコンは生薬の一種で、古くから薬や料理に用いられているもの。タウリンはタコやイカなどに多く含まれる食品成分です。どちらも栄養補助食品や栄養ドリンクとして市販されています。肝臓の働きを回復させたいときは、これらを上手に取り入れてみてください。

肝機能を高める最強食材

❶ ウコン（別名ターメリック）

カレーに使われる黄色い香辛料「ターメリック」として身近な生薬。ウコンに含まれるクルクミンが老廃物の排出を促し、免疫力を高めてくれます。脂肪燃焼、認知機能の向上、シミ、しわなどの肌トラブルにも有効です。

おすすめ

最強デトックス
カプセルにする
（P.92で紹介）

❷ タウリンを豊富に含む魚介類

タウリンは体内でも合成されるアミノ酸の一種です。人間の体内にも存在し、心臓や肝臓の機能の強化や、血圧のコントロールなど様々な働きをしています。カキ、アサリ、シジミ、ホタテなどの貝類、イカ、タコ、マグロ、ブリ、アジ、サバ、カツオなどに多く含まれます。

おすすめ

水溶性なのでスープや
鍋物、そのままでも
食べられるお刺身などが
おすすめ

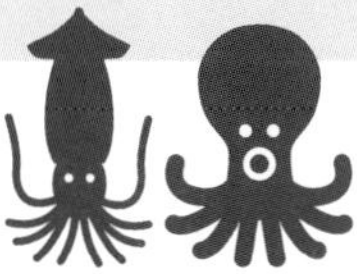

レシピ

タウリンが豊富で中性脂肪も減る！

イカとタコの黒酢カルパッチョ

作り方

お刺身用のタコ、イカを食べやすいサイズに切って器に盛り、黒酢を適量回しかけ、好みで小口切りにしたネギを散らす。

タウリンだけでなく、体内で脂肪を燃やしてくれる
ミトコンドリアを活性化させる
5-アミノレブリン酸が豊富。
食べることで体を活発にしていきましょう。

腎臓が尿をつくり血液をデトックスする

血液のクリーニングに欠かせない

腎臓は腰骨の上あたりに左右1つずつある、握りこぶしほどの大きさの臓器で、そのおもな役割は以下のとおりです。

- **血液中の老廃物を尿として排泄**
- **体内の水分バランスを整える**
- **血圧を調整して一定に保つ**
- **赤血球をつくる働きを助ける**
- **骨の代謝などに役立つ活性型ビタミンDの生成**

このなかでも特に重要なのが、最初に挙げた血液のクリーニング作用。血液をろ過して老廃物や余分な塩分を尿として排出する働きです。

全身を巡って腎臓へ送られる血液は、糸球体《しきゅうたい》という毛細血管でろ過されて尿のもと（原尿）になる一方、きれいになった成分は血液へ戻ります。ここで血液のデトックスが行われるわけです。

原尿は尿細管へと送られ、体に必要なアミノ酸やブドウ糖、ミネラルなどはここで血液に再吸収。不要な老廃物や水分だけが尿として排出されるしくみです。こうして体に必要なものが再吸収されることで、体内の水分量が一定に保たれたり、ミネラルのバランスが調整されたりしています。

腎臓を健やかに保つためには、20～30分のウォーキングなど、軽く汗をかき、水分がほしくなる程度の運動がおすすめです。体を動かして水分をとることで汗や尿の排出が促され、腎機能が正常に働いてくれます。

腎臓は血液のおそうじ屋

腎臓は尿をつくる工場。血液中の余分な水分や塩分、老廃物などをろ過して、不要になったものを尿として排出し、必要なものはまた血液に戻されます。

腎臓が1日にろ過する原尿（尿のもと）の量は150ℓといわれており、大型のドラム缶1本分に相当します

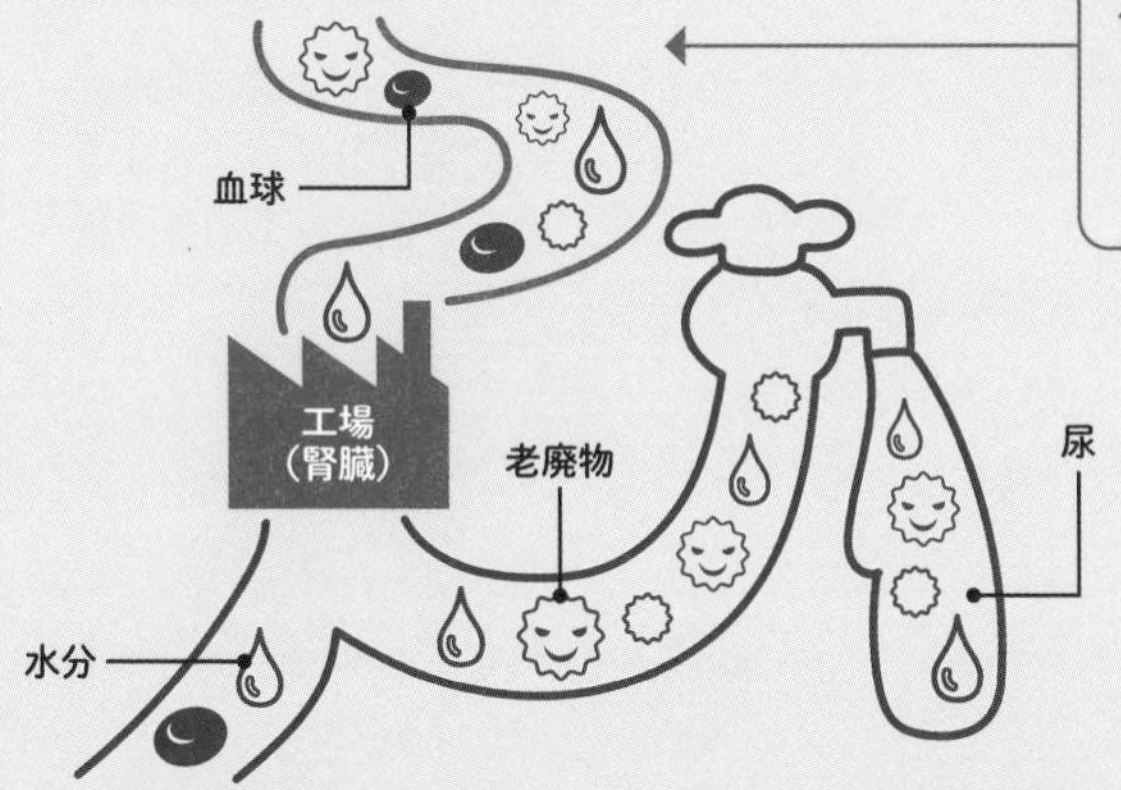

腎臓を鍛えるなら20〜30分のウォーキングがおすすめ

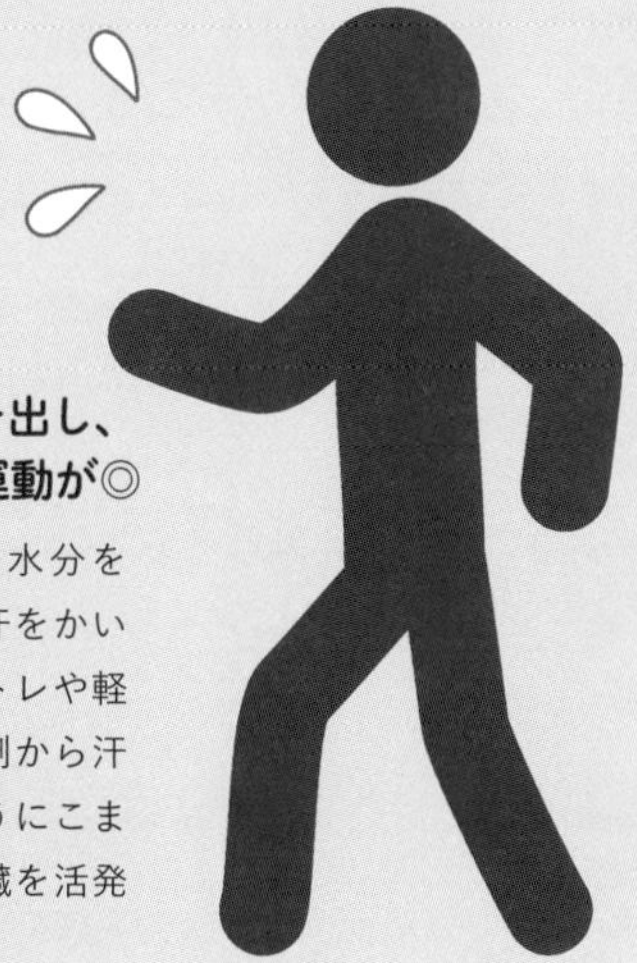

水分のとり方

1日2ℓ以上飲む必要はありません。無理に飲んでも全てそのまま尿として出てしまうため、必要なときに適量を飲むことで汗や尿がきちんと排出されて腎機能が正常になります。

“体の内側からかく汗”を出し、水分を欲するくらいの運動が◎

尿を出すために、むやみに水分をとって、サウナで表面上の汗をかいても意味がありません。筋トレや軽い運動、入浴などで体の内側から汗を出し、その渇きを潤すようにこまめに水分をとることが、腎臓を活発に動かす秘訣です。

column 3

1日1回のヨーグルトで免疫力アップ

乳酸菌を外敵とした実践演習で
免疫の要「白血球」を万全の態勢に!?

白血球は人体の免疫系統の主力選手です。しかし、現代のような**清潔で外敵の少ない環境に慣れてしまうと、いざというときに攻撃能力が発揮できない**ことがあります。そればかりか、**人体に影響を及ぼさない花粉などの異物までも誤って攻撃し、アレルギーの原因をつくるケース**も。

そうならないためにも、日頃から攻撃目標となる菌を意識して取り込み、白血球を鍛えておきたいものです。仮想の敵はあまり強力ではない、ヨーグルトの乳酸菌などが適しています。

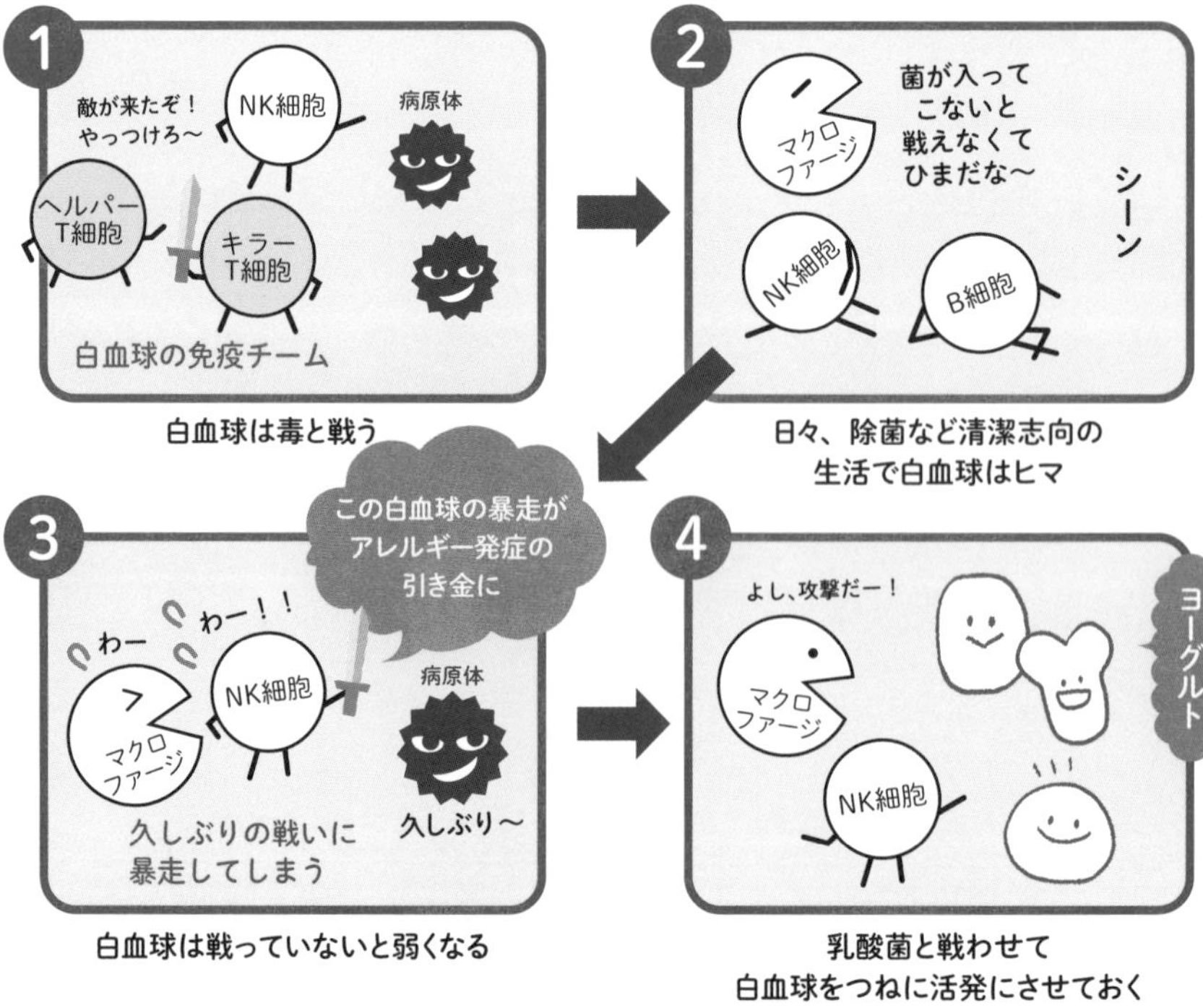

①白血球は毒と戦う

②日々、除菌など清潔志向の生活で白血球はヒマ

③白血球は戦っていないと弱くなる

④乳酸菌と戦わせて白血球をつねに活発にさせておく

第4章

身近なものでできる！
最強のデトックス法

人間は植物が近くにないと不調になる

人にとって植物は栄養であり薬でもある

この章では漢方薬がデトックスに有用なことを紹介します。2章でも触れたように漢方薬の原料は「生薬」です。その多くは植物由来のものであり、私たちは昔から植物の持つ薬効を体の毒出しや修復などに生かしてきました。

このような植物と人間の関わりは漢方だけにとどまりません。**植物は人間が吐き出す二酸化炭素を使って光合成を行い生育し、その見返りに光合成で生じる酸素をもたらしてくれます**。

また、たんぱく質を摂取した人間の排泄物には窒素が含まれますが、じつは植物にとって窒素は重要な栄養源。日本で下肥《しもごえ》を農作物の肥料としていたのはこのためです。

地球上に先に生まれた植物の生態に合わせて、人間がお互いを利用しつつ生かし合えるよう進化した結果、理想的で巧みな「共生・循環システム」が出来上がったのでしょう。

私は**「人は緑（自然）から離れる（時間も距離も）ほど、病気になりやすい」**と考えています。もともと人間は山や森、海と同調したときに心が整い、落ち着くものなのです。私はこれを「緑の医学」と呼んでいますが、漢方も植物を介して大地や太陽のエネルギーを取り入れるわけですから、自然の中に身を置くことと同じ効果が得られるわけです。この後の漢方活用のアイデアなどをぜひ実践してみてください。

人間は植物がないと生きていけない

酸素や食べ物となる植物がないと人は生きていけません。
植物も人が出す二酸化炭素や窒素を吸収し、栄養源に変えています。

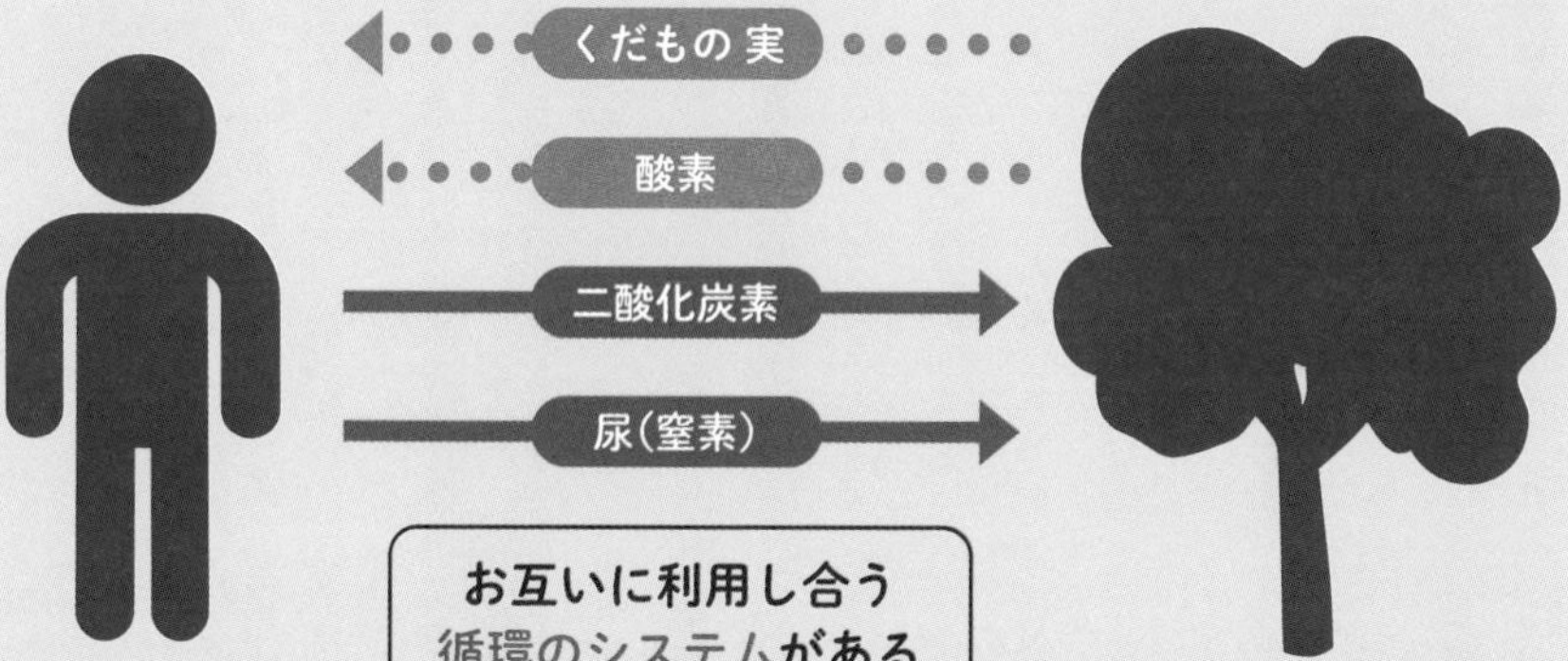

お互いに利用し合う
循環のシステムがある

体の毒出しと修復に植物という薬を使っている

薬のない時代に人々は植物の力を借り、自然治癒力で病気や傷を治してきました。
現代でも、植物の力で多くの不調を改善することは可能です。

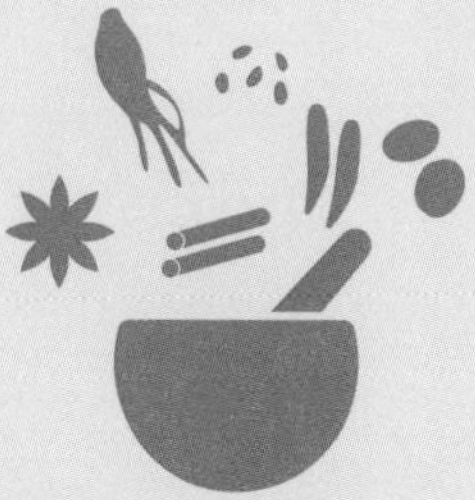

漢方

料理にスパイスを
使えば、食べながら
毒出しできる

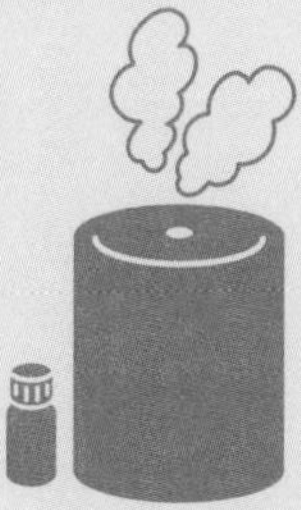

アロマ

香りは直接脳の
中枢神経に届くので、
街にいながら自然を
取り入れることができる

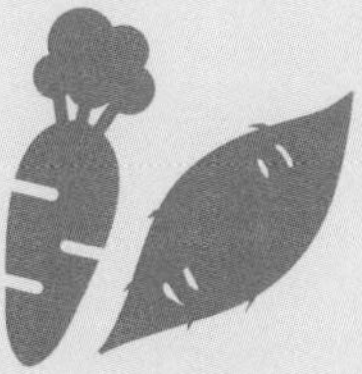

野菜

土中にある
必須ミネラルを
体内にとり込む
ことができる

中国医学ではなかった！

デトックスに欠かせない「漢方」は日本独自の医学

体全体の調和をとるのが東洋医学

みなさんにとって漢方といえば「漢方薬」のイメージが強いでしょう。**「生薬」を原料とする漢方薬は、医療保険が適用できるものだけでも148種類**あります。生薬は動植物や鉱物などを原料としていますが、およそ9割は植物の葉や根など植物由来のもの。ミカンの皮を乾燥させた陳皮《ちんぴ》や生姜など、私たちに身近な食物も利用されています。

漢方薬はこうした生薬をいくつか組み合わせて調合するのが一般的です。例えば、**風邪の初期症状に用いられる「葛根湯《かっこんとう》」は、葛根《くずね》のほかにナツメの果実の大棗《たいそう》、麻黄《まおう》、甘草《かんぞう》、桂皮《けいひ》、芍薬《しゃくやく》、生姜《しょうきょう》といった7種類もの生薬からなります**。それぞれの生薬が持つ薬効を、相乗効果で引き出すわけです。

ところで、**漢方を中国伝来の医学と勘違いしている方が多いようですが、じつは日本古来のもので、西洋医学を指す「蘭方《らんぽう》」と区別するために「漢方」と名付けられました**。「東洋医学」も呼び方が異なるだけで、漢方と同じものと考えてください。

現在、医療の中心になっている西洋医学は、科学的な検査など客観的に病気の原因を探してピンポイントで治療をします。それに対して東洋医学は、患者さんの体質などを考慮しつつ、体全体を整えて調和をはかるのが特徴です。また、西洋医学では主に単一成分の合成薬を1つの症状に対して1種類処方しますが、東洋医学は天然由来の生薬を組み合わせて用いるという違いがあります。

「漢方薬」ってどんなもの？

自然由来の薬効成分“生薬”を複数組み合わせた漢方薬は、飲むことにより、人が持つ自然治癒力を高め、心身のバランスを整えます。

生薬《しょうやく》

植物、鉱物など、天然に存在する薬効を持つ産物を、乾燥など簡単な処理を行い薬用に使用できるようにしたもの。

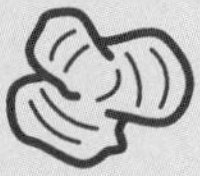

生姜《しょうきょう》

ショウガ科のショウガの根茎を乾燥させたもの。風邪の症状や胃腸の不調を緩和する効果があります。

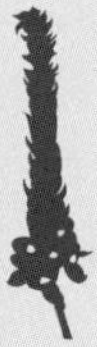

クズ（葛根）

マメ科の植物であるクズの根を乾燥させたもの。発汗作用や解熱作用、鎮痛作用があり、風邪や頭痛に効果があります。葛根湯が有名。

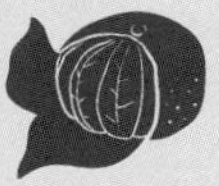

陳皮《ちんぴ》

ウンシュウミカンの成熟した果皮を乾燥させたもの。胃から腸への排出を早めたり、腸のぜん動運動を促進させてくれます。

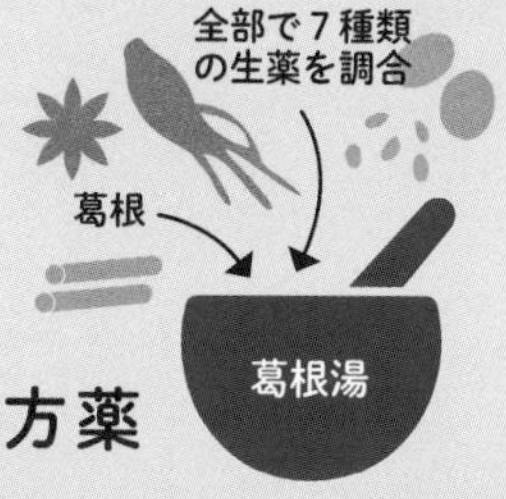
全部で7種類
の生薬を調合
葛根
葛根湯

生薬を組み合わせたものが漢方薬

東洋医学と西洋医学の違い

薬や手術で悪いところにアプローチし、直接取り除くのが西洋医学。一方、東洋医学は体全体をみて不調を内側から根本的に治していきます。

東洋医学 → 人をみる

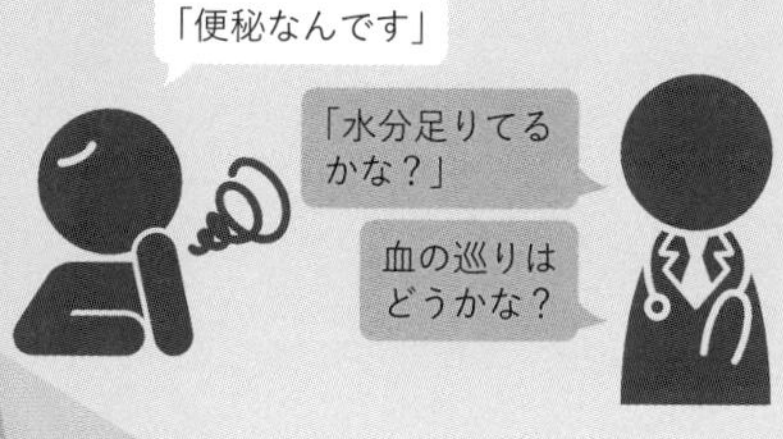
「便秘なんです」
「水分足りてるかな？」
血の巡りはどうかな？

西洋医学 → 病気をみる

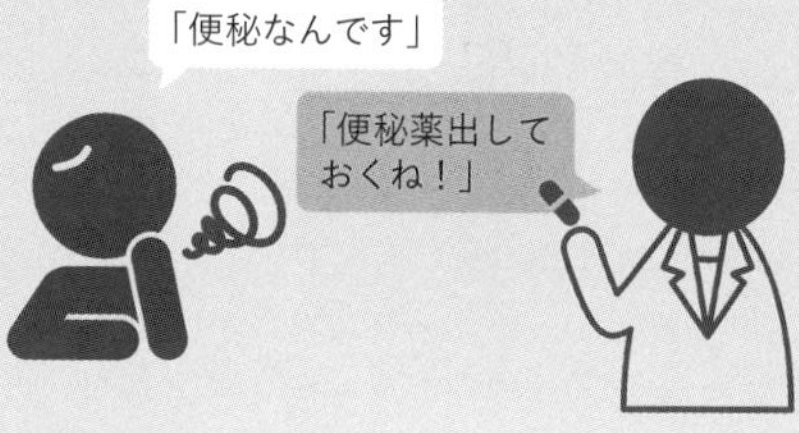
「便秘なんです」
「便秘薬出しておくね！」

スーパーのスパイスと漢方薬の効果は同じ

スパイスとしておなじみの生薬も多い

P.46でも触れたように、漢方の生薬となっている植物の多くは、市販されているスパイス（ハーブ）と同じものです。「漢方薬は高い」というイメージですが、じつは**スーパーで買えるスパイスで手軽に漢方の薬効が得られる**のです。

生薬としての名称と、スパイス名が一致すれば「なんだそうか」と納得がいくでしょう。例えば、生薬で「胡荽子《こずいし》」はパクチーのこと、スパイスのコリアンダーです。「丁字《ちょうじ》」はクローブ、「桂皮《けいひ》」はシナモン、「迷迭香《まんねんろう》」はローズマリーを指します。ほかにも「大茴香《だいういきょう》」のスターアニスは八角《はっかく》の名前で知られ、「西洋薄荷《せいようはっか》」のペパーミントや、「山椒《さんしょう》」のジャパニーズペッパーなどもあります。

漢方の生薬を調合するように、こうしたスパイスを自分でブレンドして、料理などに使うのも楽しいものです。**生薬の効能によって体の不調対策ができるほか、好きな風味のスパイスを加えるだけでも健康増進に役立ちます**。

手始めにチャレンジするなら、市販のカレールウを使ったアレンジがおすすめ。いつものレシピにデトックス効果のあるスパイスや好みの風味も加えて**「デトックス・カレー」**をつくりましょう。

なお、**デトックスを目的とするなら、外せないスパイスがコリアンダー**。体にたまった有害な重金属のほぼ全てを体外に排出してくれます。レシピにぜひ加えてください。

スパイスと漢方の違い

スパイスと漢方で使用される共通の生薬

クローブ、シナモン、コリアンダー etc.

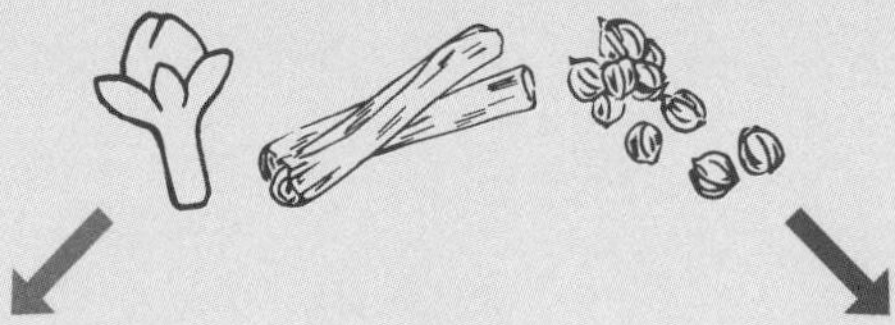

スパイス（香辛料）	漢方薬
主に料理に使う	**東洋医学で処方される**
美味しくなるのが基本で、さらに病気の予防や健康増進が期待できる	決められた配合量をもとに、生薬を複数組み合わせたもの

市販のカレーも自分だけの漢方カレーに

カレーは薬膳料理の代表。市販のカレーにデトックス作用の高いスパイスなどをプラスするだけで、オリジナルの薬膳カレーが完成します。

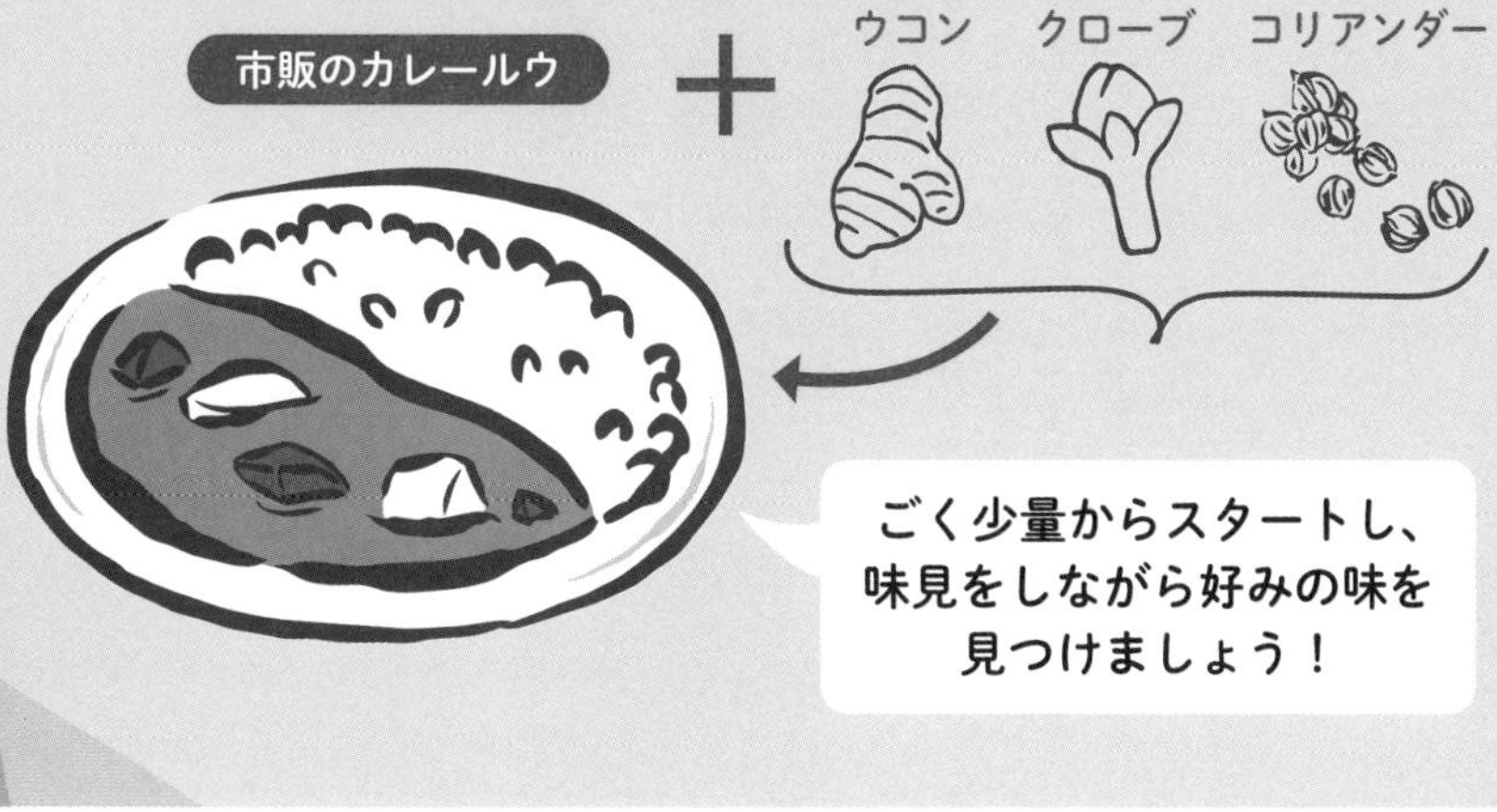
市販のカレールウ
ウコン
クローブ
コリアンダー
ごく少量からスタートし、味見をしながら好みの味を見つけましょう！

スパイス

もともと体に備わっている自然治癒力を高めるために、植物のパワーを使いましょう。

最強のデトックス薬　コリアンダー（胡荽子《こずいし》）

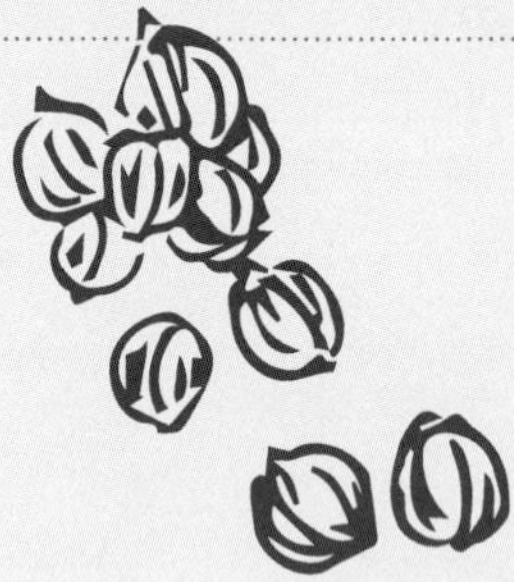

セリ科の植物で、エスニック料理に欠かせない食材。香菜《シャンツァイ》やパクチーの名前で知られています。葉の独特の香りは好き嫌いが分かれますが、生薬などに主に使用される果実の部分は、レモンのようなさわやかさと甘い香りを併せ持ち、すっきりとした風味が特徴。

効能

- 排出力アップ
- 健胃作用
- 抗酸化作用
- 冷え性、むくみ防止

天然の抗生物質　オレガノ（土香薷《どこうじゅ》）

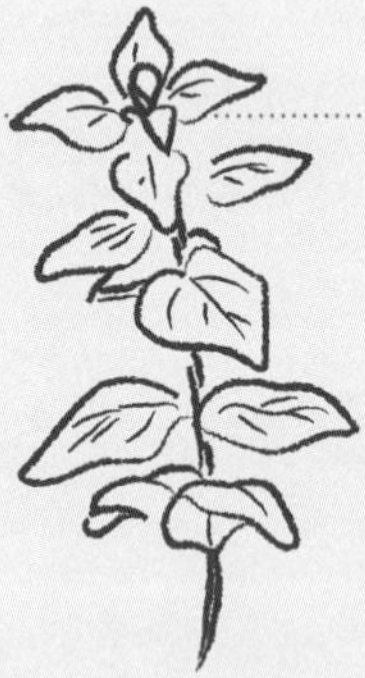

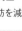

シソ科の植物で、ヨーロッパや地中海などでは定番のハーブ。和名はハナハッカ。トマトやチーズと相性がよく、イタリア料理のピザやパスタソースの香辛料としておなじみです。こしょうに似た少し刺激的で清涼感のある豊かな香りと、ややほろ苦さのあるさわやかな風味が特徴。

効能

- 免疫力アップ
- 抗酸化作用
- 整腸作用
- 生理痛の緩和

肝臓の働きをサポート　ターメリック（鬱金《うこん》）

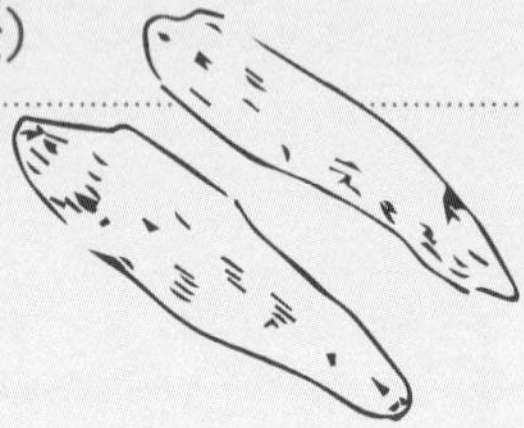

ショウガ科の植物。カレー独特の鮮やかな黄色はターメリックに含まれるクルクミンという色素成分。肝臓の働きをサポートし、アルコールの分解を促す作用があり、二日酔い防止のドリンクや錠剤に使われていることでも知られています。直接舐めるとほろ苦く、土臭い感じがします。

効能

- 肝機能向上
- 代謝力アップ
- アトピー性皮膚炎の緩和
- 中性脂肪を減らす
- 整腸作用
- 腎機能向上

スーパーで買える!

使うだけで最高の体調になる

胃腸の調子を整える　セージ（緋衣草《ひごろもそう》）

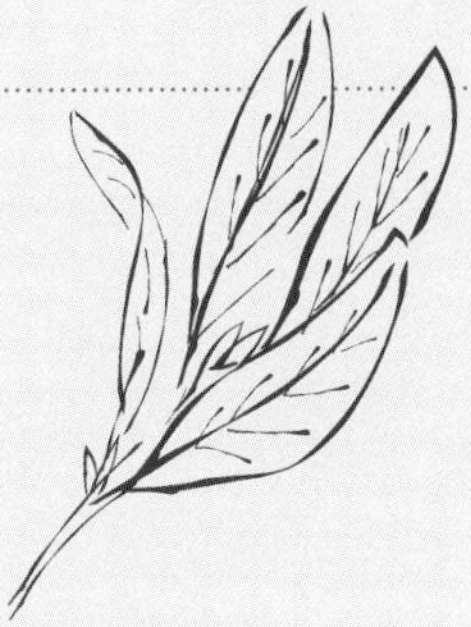

シソ科の植物で、サルビアという名前でも知られています。肉の臭みを消し、脂気のある料理をすっきり仕上げることから、ソーセージやハンバーグなどに使用されます。また、シチューやホワイトソースなど濃厚なスープにも負けないさわやかで強い香りも特徴です。

効能

- 咽頭炎、口内炎の予防、緩和
- 更年期障害の予防、緩和
- 健胃作用
- 整腸作用

感染症予防に　タイム（麝香草《じゃこうそう》）

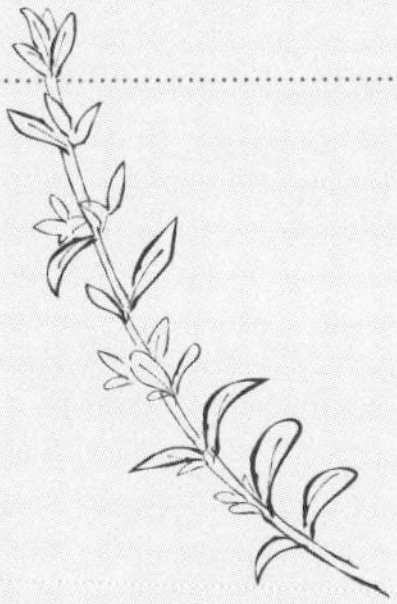

シソ科の植物。シソ科特有のスッとした、強めの香りは、肉、魚、野菜などのどんな食材とも相性がよく、アクアパッツァなどの煮込み料理や香草焼きなど幅広い料理に使われています。殺菌作用があることからうがい薬にも使われています。ハーブティーにして飲むのがおすすめ。

効能

- 風邪、インフルエンザの予防
- 気管支炎、咽頭炎の緩和
- 便秘、下痢の緩和
- 吐き気を鎮める

心身をリフレッシュ　ペパーミント（西洋薄荷《せいようはっか》）

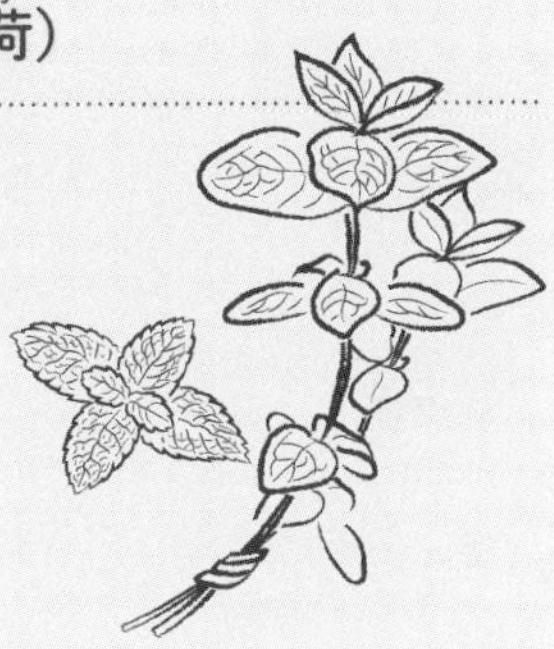

シソ科の植物。生葉や乾燥葉、精油など様々な形で手にとることができます。スーッとした強い清涼感のある香りが特徴。お茶にして飲むと口の中がさっぱりするので、食後やリフレッシュしたいときに最適。ガムや歯磨き粉、デオドラント用品など身近な製品にも使われています。

効能

- 抗ウイルス作用
- 乗り物酔い防止
- つわりの緩和
- 健胃作用

使うだけで最高の体調になるスパイス

ローズマリー（迷迭香《まんねんろう》）

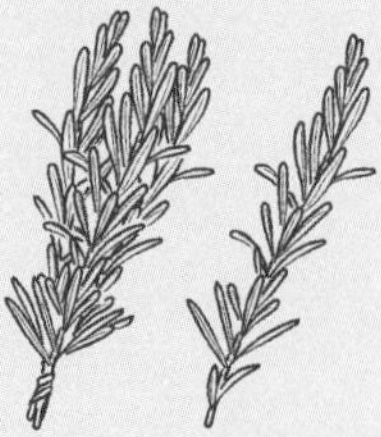

シソ科の植物。鶏肉やラム肉、青魚の料理に臭み消しや香りづけなどで使われる。さわやかで甘い芳香と独特のほろ苦さが特徴。清涼感のある香りを生かした消臭剤やそうじ用品などもあります。

効能

- 利尿作用
- 関節の痛みを軽減
- 疲労回復作用
- 消化促進作用

タラゴン（龍艾《りゅうがい》）

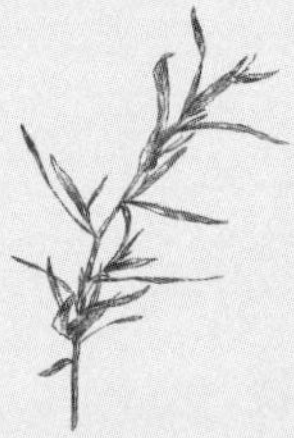

キク科の植物。和名は河原《かわら》蓬《よもぎ》。甘みがあり、さわやかな風味。ピリッとした辛みもあり、肉や魚の臭みを消すのにも効果的。フランス料理ではソースの香りづけなどにも使われる定番のハーブです。

効能

- 利尿作用
- 食欲増進
- 生理不順の改善
- 女性ホルモンのバランスを整える

レモングラス（香茅《こうぼう》）

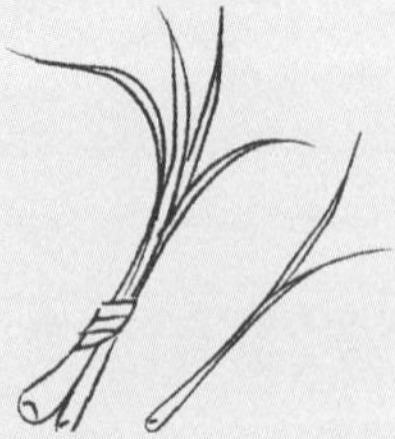

イネ科の植物。切ったりもんだりするとさわやかなレモンのような香りがするのは、レモンにも含まれるシトラールという成分が含まれているから。タイ料理のトムヤムクンに欠かせないハーブです。

効能

- 血行不良を改善
- 消化不良を改善
- 心身の疲労を緩和
- 抗ウイルス作用

シナモン（桂皮《けいひ》）

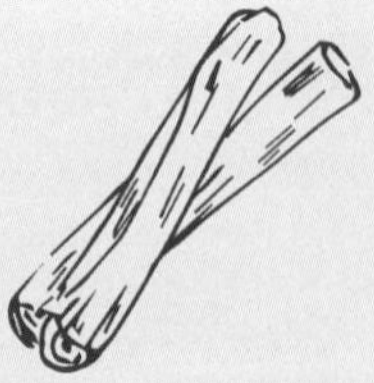

ニッケイ属の複数の樹木の内樹皮からつくられる世界的に親しまれている香辛料。ほのかな甘み、独特の香り、舌にピリッと残る辛みも特徴です。様々な料理やお菓子にもよく使われています。

効能

- 発汗作用
- 抗菌作用
- むくみ防止、改善
- しわ、シミの改善

スターアニス（大茴香《だいういきょう》）

マツブサ科の植物で、8枚の花びらがある花のような形が特徴。中華料理などでよく使われる八角《はっかく》の名前で知られています。

効能
- 女性ホルモンのバランスを整える
- 抗不安作用
- 月経不順の改善
- 生理痛の緩和

バジル（目箒《めぼうき》）

シソ科の植物。ジェノベーゼやマルゲリータなど、イタリア料理では定番のハーブ。さわやかで香りが強く、噛むとほんのり甘さがあります。

効能
- 免疫力アップ
- アレルギー症状の緩和
- 健胃作用
- 抗酸化作用

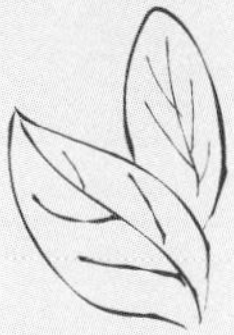

フェンネル（茴香《ういきょう》）

セリ科の植物。香辛料は、種子を乾燥させたもの。噛むと口臭予防になるといわれており、インドでは食後の口直しに噛む習慣があります。

効能
- 肥満防止
- 便秘改善
- 食欲コントロール
- 健胃作用

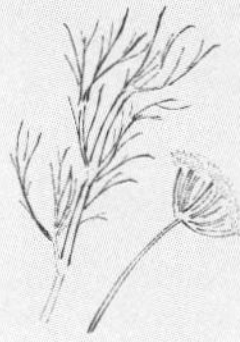

ジャパニーズペッパー（山椒《さんしょう》）

ミカン科の植物。独特のしびれるような辛みと柑橘に似たさわやかな香りが特徴で、日本でも古くから使われています。

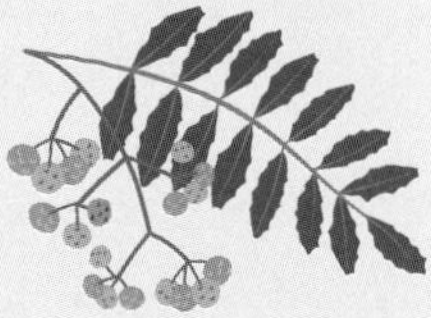

香辛料として使われるのは実の部分で、若葉は日本料理で活躍する「木の芽」のこと。

効能
- 血行改善
- 免疫力アップ
- 新陳代謝を上げる
- 抗不安作用

クローブ（丁子《ちょうじ》）

フトモモ科の植物。開花してしまうと香りが弱くなるため、スパイスに使われるのは開花直前のつぼみを乾燥させたもの。バニラに似た甘い香りで、食べるとピリッと辛い。カレーの香辛料としても定番。

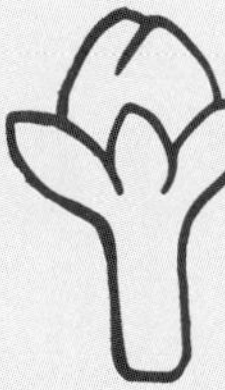

効能
- 殺菌作用
- 腹痛の緩和
- 胃腸を温める
- 鎮静作用

代謝力＆排出力爆上がり

最強デトックスカプセル

身近に売られているスパイスの中には、漢方薬に使われているものもたくさん。
組み合わせて、最強のデトックスカプセルをつくりましょう。

なにが最強？

コリアンダー（パクチー）	体の排出力が高まる、冷えの緩和、むくみ解消、体の老化を防ぐ
オレガノ	免疫アップ、整腸作用、生理痛の緩和、体の老化を防ぐ
ターメリック（ウコン）	肝機能向上、代謝力が高まる、腎機能向上、アトピー性皮膚炎の緩和、中性脂肪を減らす

POINT1
スーパーのスパイスで漢方がつくれる！

POINT2
デトックスにうれしいスパイス3つをブレンド！

1回2カプセルを朝・晩飲むことで

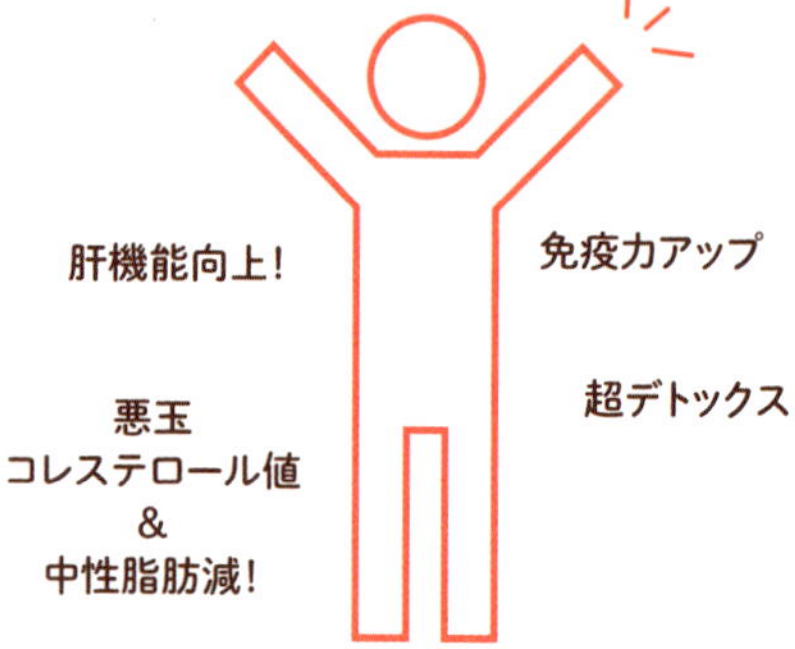

飲み方の注意点は P.95を参照

なぜカプセル？

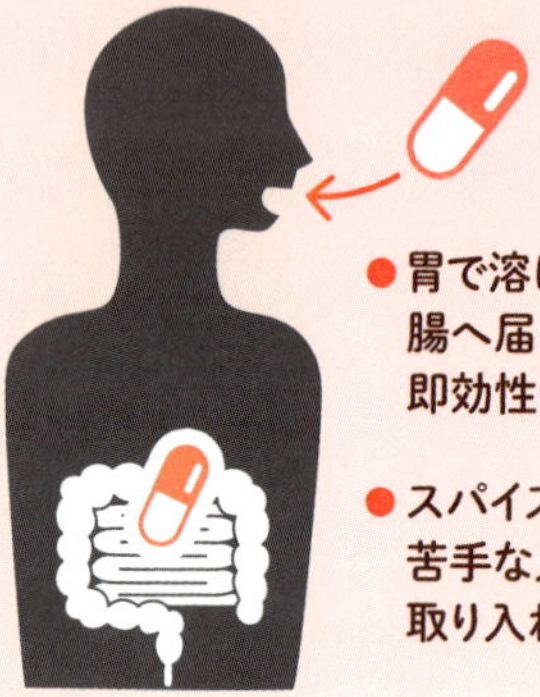

- 胃で溶けずに腸へ届くので即効性がある
- スパイスが苦手な人も取り入れやすい

材料とつくり方

準備するもの

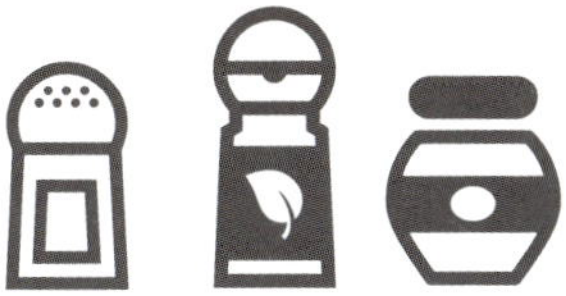

コリアンダー　オレガノ　ターメリック（ウコン）

粉末タイプのスパイス3種

粉末タイプの**コリアンダー**、**オレガノ**、**ターメリック（ウコン）**を購入する。粉末タイプがスーパーにない場合は、インターネット通販などで購入するか、電動ミルなどで、パウダー状にしてから使用してください。

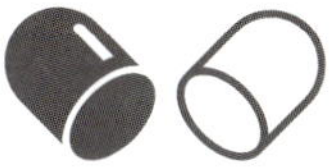

空のカプセル

飲みやすいサイズの「0号」がおすすめ。薬局やWEBサイトで購入可能。100個セットで700円ほどで販売されています。オブラートでも可能ですが、飲みやすさ、つくり置きしておける便利さ、腸で溶けるつくりなどから、カプセルがおすすめ。

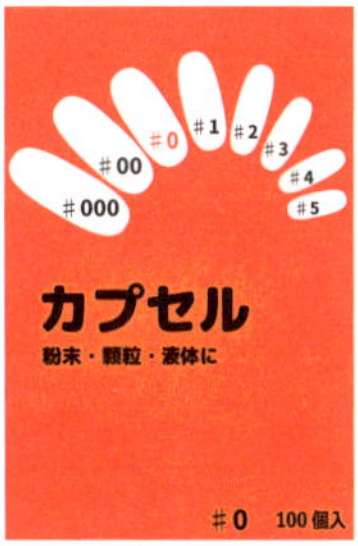

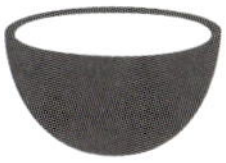

ボウル

スパイスを混ぜ合わせるために必要。直径20cm以上あるとスパイスをカプセルに詰める際にすくいやすい。

ビニール手袋

スパイスをカプセルに入れる際、ウコンなどが手に着色しやすいためビニール手袋があると便利。

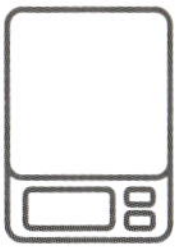

キッチンスケール

最小表示0.1ｇのものが便利ですが、一般的な1ｇで計れるスケールで問題ありません。

つくり方

カプセル約100個分／25日分

1

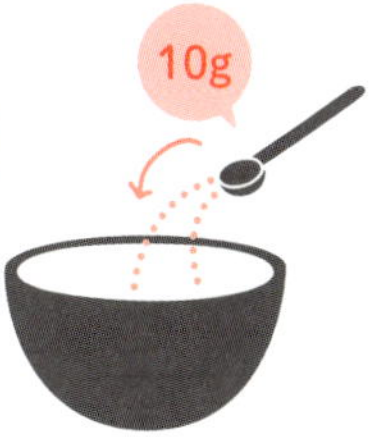

スパイスをそれぞれ10gずつボウルに入れる。全部で30g。

2

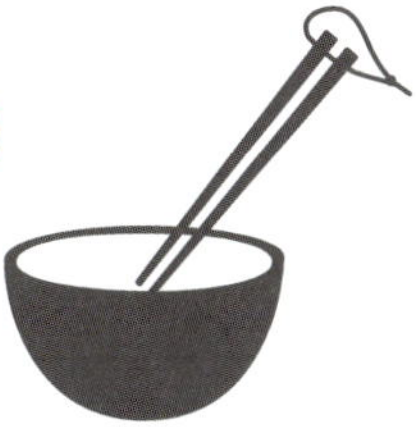

菜箸やフォークなどでよく混ぜ合わせる。

3

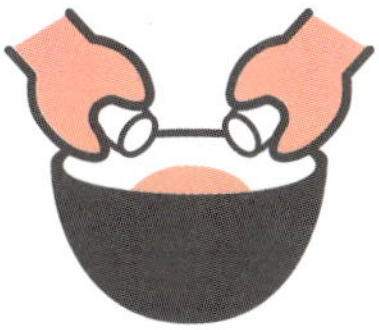

カプセルを両手で持ち、スパイスをすくって隙間なく詰めて閉じる（1カプセル約0.3g）。約100個分つくれます。

ほかにも
おすすめ!

肥満防止カプセル

組み合わせるスパイス

フェンネル
消化を助け、食欲を抑える

×

シナモン
血糖値の急上昇を防ぎ、脂肪の蓄積を抑制する

×

カイエンペッパー
（唐辛子）
カプサイシンの作用で脂肪燃焼を促し、代謝をアップ

効果 脂肪燃焼、血糖値コントロール、代謝促進

［つくり方］

1. パウダー状のスパイスを使用。
2. ボウルにスパイスを1:1:0.5（例えば、フェンネル10g、シナモン10g、カイエンペッパー5g）の割合で混ぜる（カイエンペッパーは少なめに）。
3. 空のカプセル0号に詰める。
4. **1日2カプセルを目安に摂取する。**

POINT

- 食前に飲むと、食欲を抑えやすくなる。
- 体を温めながら脂肪燃焼を促すので、運動前に飲むのもおすすめ！

冷え性（血行不良）改善カプセル

組み合わせるスパイス

山椒
血流を良くし、冷えによる不調を改善

×

レモングラス
血液循環を促し、自律神経のバランスを整える

×

ショウガ
体を温め、冷え性やむくみを改善

効果 血行促進、体を温める、冷え性改善

［つくり方］

1. パウダー状のスパイスを使用。
2. ボウルにスパイスを1:1:1（例えば、山椒10g、レモングラス10g、ショウガ10g）の割合で混ぜる。
3. 空のカプセル0号に詰める。
4. **1日2カプセルを目安に摂取する。**

POINT

- 朝や寒い時期に飲むと、体がポカポカしやすい。
- むくみが気になる人にもおすすめ！

デトックスカプセルの正しい飲み方と注意点

デトックスカプセルの飲み方、飲む際に気をつけていただきたい点をまとめています。よくお読みいただき、ご活用ください。

- このカプセルは**15歳以上の方のメニュー**です。**解毒力が未熟なお子様に飲ませることはお控えください**。
- スパイスは過剰にとりすぎると、下痢、腹痛、動悸、吐き気、幻覚などの症状が出ることがあるため、摂取量は守ってください。
- 体型にもよりますが、**1日に飲んでもいい量はトータル2gまで**です（いずれも**1カプセル約0. 3g**入るレシピなので、**カプセルにすると6カプセルまでです**）。
- **「デトックスカプセル」を朝2カプセル、夜2カプセル**、**「肥満防止カプセル」を昼に1カプセル**、**「冷え性改善カプセル」を昼に1カプセル**など、**1日にトータルで6カプセル組み合わせて**飲むことも可能です。
- 気分が悪くなったら「中止する」もしくは、「朝晩1カプセルずつ」にするなどしてください。飲みすぎなければ、**全て「胃腸薬」**ですので安全です。
- **眠くなる成分はありません**が、血行が良くなり副交感神経が優位になることで眠気を感じる可能性もあります。
- 使用したスパイスは、全て整腸作用のある生薬なので胃腸が弱い方も安心してお飲みいただけます。また、カプセルは胃ではなく腸で溶けるのでその点も安心です。
- 体調がすぐれない方は飲むことをお控えください。
- 持病をお持ちの方で、薬を処方されている方は医師・薬剤師とご相談ください。
- 密閉して冷暗所で保管し、1カ月以内に飲み切るようにしてください。

良眠を促し
メンタルも
デトックスする

漢方アロマ&森林浴睡眠

P.50でお伝えした通り、デトックスには7時間以上の質の高い睡眠が不可欠です。
そこで取り入れたいのが、漢方と同じ植物を原料とした治療法のアロマセラピー。
スパイスが固形物の漢方なら、精油は液体の漢方といったところでしょうか。
睡眠の質が高まり、毒出しにも効果的な精油とおすすめの利用方法を紹介します。

人間は緑（自然）から離れるほど病気になりやすい

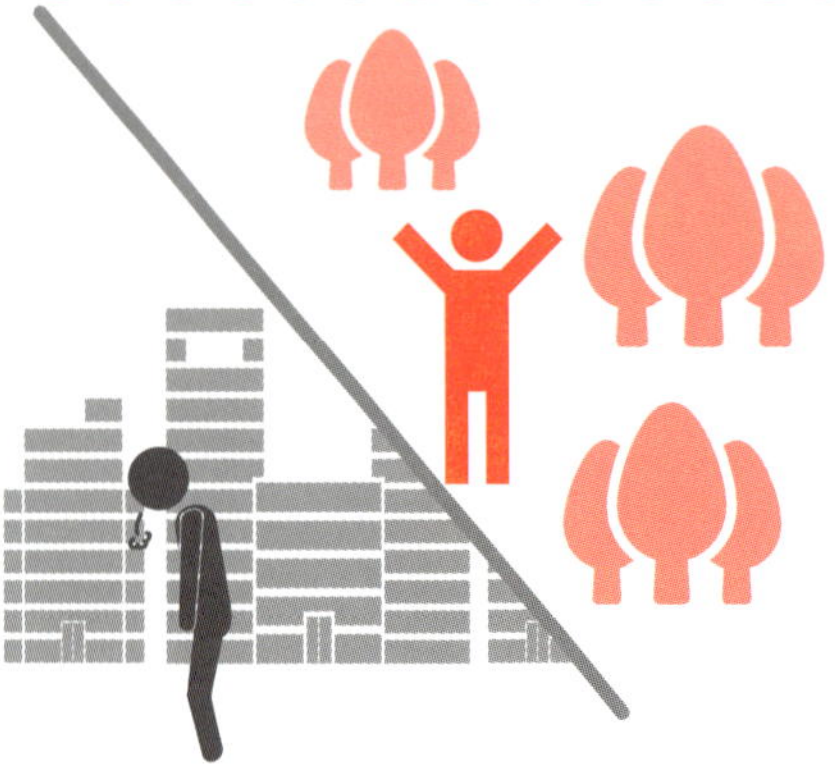

みなさんは心や体が疲れたとき、ふと山や海へ行きたくなりませんか。**喧噪から離れて自然に身をまかせると、体や心の乱調が静まり、落ち着きを取り戻せる**のではないでしょうか。いつも緑の多い環境に身を置ければ理想的ですが、現実には難しいのも事実です。そこで役立てたいのが**「緑の医学」アロマ**です。わざわざ森に出かけるまでもなく、**アロマには、自然浴と同じ効果が期待**できます。

脳や感情へダイレクトに働きかける「心の薬」

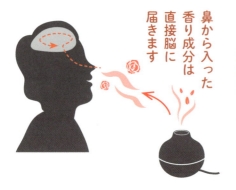

アロマセラピーは、**植物から抽出した精油（エッセンシャルオイル）を利用して、心身の不調を整える自然療法**です。**嗅覚を通して脳と感情に直接アプローチ**できるのが大きな特徴で、「心に効く薬」ともいえます。
漢方の生薬と同じように、精油も種類によって効能が異なり、体の症状や香りの好みに合わせて選びます。

毒出し機能の低下にはストレスを和らげる精油を

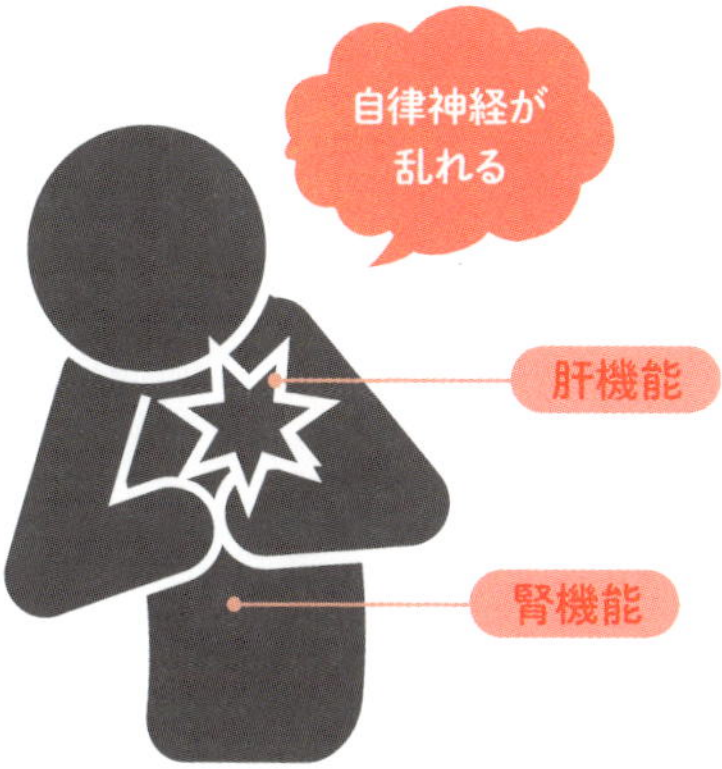

体のデトックス機能が落ちる原因はいくつかありますが、**ストレスによる自律神経の乱れが肝臓や腎臓の働きを鈍らせる**ことがあります。そんなときは**リラックス効果のある精油で副交感神経のスイッチを入れ、ストレスの緩和**をはかりましょう。主なものを下の表にまとめましたので、ぜひお試しください。休息や安眠にも効果のある精油ばかりです。

リラックス＆睡眠の質を上げるアロマオイル

クラリセージ【ハーブ系】 香りの作用　リラックス、女性ホルモンの調整作用 主成分　酢酸リナリル、リナロール、スクラレオール	**ローズウッド【樹木系】** 香りの作用　リラックス、神経の興奮を抑える 主成分　α-テルピネオール、リナロール	**サイプレス【樹木系】** 香りの作用　リラックス、副交感神経アップ 主成分　α-ピネン、セドロール、δ-3-カレン
ベルガモット【柑橘系】 香りの作用　食用不振、不眠症、疲労回復 主成分　リモネン、酢酸リナリル、β-ピネン	**ラベンダー【フローラル系】** 香りの作用　緊張とストレスの緩和、感情のコントロール 主成分　酢酸リナリル、リナロール、酢酸ラバンドル	**ジュニパーベリー【樹木系】** 香りの作用　リラックス、副交感神経アップ 主成分　α-ピネン、サビネン、リモネン

アロマオイル活用法

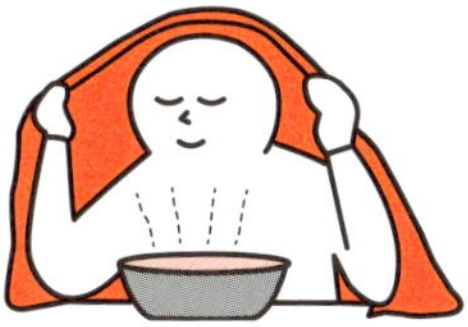

お湯にたらして吸入する

洗面器などに80度ほどの熱湯をはり、そこへ精油を1～2滴たらします。頭からタオルをかぶり、立ちのぼる蒸気を3分ほど吸い込みましょう。スキンケアや呼吸器の殺菌ができます。

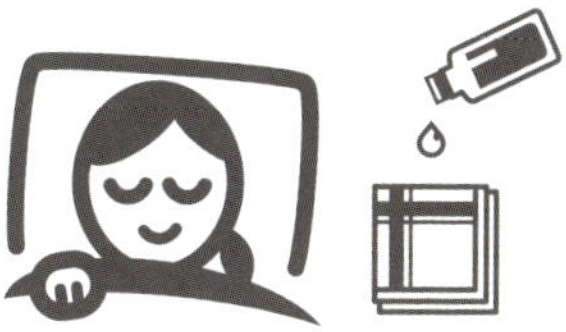

ハンカチやティッシュに2～3滴たらす

就寝時に利用するなら、ハンカチやティッシュに精油を3滴ほどたらして枕元に。置く位置で香りの強弱が調整できます。

断食はNG！代謝ができない体になる!?

太りやすく、毒出しできない体になる!?

断食（ファスティング）で体重が減るメカニズムをお話しましょう。

植物由来のジュースなど、低カロリー食品だけの食事は細胞のエネルギー不足を招きます。すると体は体重の半分を占める筋肉を分解し、エネルギーを補おうとします。まさに「大切な身を削ってのダイエット」がその正体というわけです。ごく短期ならまだしも、長期にわたって断食をすれば、以下のようなトラブルが起きる可能性が高まります。

- **エネルギー不足による注意力や集中力の低下**
また、血糖値が下がってイライラとすることも
- **栄養失調の状態が、頭痛やめまいといった体調不良を引き起こす**
- **反動による食べ過ぎ。リバウンド**

そして最も問題になるのは、断食で筋肉の分解が起きて筋肉量が減ってしまうと、体の代謝能力が落ちてしまうことです。代謝が下がればエネルギーの燃焼効率が悪くなり、かえってやせにくい体となり、リバウンドしやすくなります。体内の循環機能もうまく回らないため、デトックスの働きも滞るでしょう。何もいいことはありません。

次のページで詳しく紹介しますが、デトックスには断食よりも食べることが重要。とりわけ体にためることができないアミノ酸（たんぱく質）を毎食とるようにしましょう。

断食（ファスティング）のデメリット

食事をしなければ、体内に溜まった余計なものが出ていくような気持ちになるかもしれませんが、デメリットが多いため逆効果になることもあります。

筋肉が分解されて
代謝が落ち、
リバウンドする

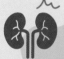

肝臓や腎臓が
活発になるための
栄養素が
足りなくなる

イライラして
集中力が
低下する

反動で
過食して
しまう

頭痛、めまいなどの
症状が出て
体調不良になる

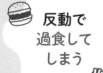

デトックスには断食ではなく栄養が必要
とくにアミノ酸(たんぱく質)を毎食とるように！

← 次のページで紹介

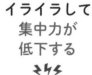

デトックスにはたんぱく質が必要だった

アミノ酸≒たんぱく質が人体をつくる

毒を出せる健康な体を維持するために絶対に摂取しなければならないのが「アミノ酸」です。アミノ酸というとピンとこないかもしれませんが、人体の大部分は、20種類のアミノ酸の組み合わせでできているというと、どれだけ重要なのかが伝わると思います。ほかにも、**筋肉をつくる、免疫力アップ、血流促進、肝機能改善、脂肪燃焼といった様々な働きがあります。**

アミノ酸を摂取するという場合はたんぱく質のことだと思っていただいて大丈夫です。実際に**アミノ酸はたんぱく質の素であり、アミノ酸がいくつも連なることで、たんぱく質になります。**

人体を構成する20種類のアミノ酸は、体の中でつくることのできない9種類の「必須アミノ酸」と、体の中でつくることができる11種類の「非必須アミノ酸」に分類できます。そのなかでもデトックスに特に大切なアミノ酸を左ページで解説します。ただし、どのアミノ酸が不足しても体内でたんぱく質がつくられなくなりますので、全てのアミノ酸をバランスよく摂取するのがいいでしょう。

では、肉や魚、卵だけ食べていれば健康なのかというとそうではありません。**主力となるのはたんぱく質ですが、体内でほとんど生成できないビタミンやミネラルなど野菜に豊富に含まれる栄養素も毎日の食事で摂取することも大切です。**

体に必要な20種類のアミノ酸

9種類の必須アミノ酸

BCAA
- バリン
- ロイシン
- イソロイシン

- メチオニン
- フェニルアラニン
- トリプトファン
- ヒスチジン
- スレオニン
- リジン

11種類の非必須アミノ酸

- アラニン
- グルタミン
- アルギニン
- グルタミン酸
- アスパラギン酸
- アスパラギン
- システイン
- プロリン
- グリシン
- セリン
- チロシン

BCAAは
（分岐鎖アミノ酸）
特に大切なアミノ酸
デトックスにも重要

	主な働き	多く含まれる食材例
バリン	筋肉強化、肝機能向上	マグロ、カツオ、サンマ、鶏肉、豚肉、大豆、大豆製品、卵
ロイシン	筋肉強化、肝機能向上、肥満改善	牛肉、豚レバー、アジ、サケ、カツオ、チーズ
イソロイシン	肝機能向上、疲労回復、糖尿病予防	鶏肉、大豆、大豆製品、マグロ、サバ、牛乳、チーズ、卵

※BCAAは筋肉を構成する必須アミノ酸の３分の１を占める特に重要なアミノ酸で、バリン、ロイシン、イソロイシンの総称。

プロテインスコアとアミノ酸スコア

食材に含まれる“人に必要なたんぱく質量”を数値化したのが「プロテインスコア」。算出方法が変更されて現在は“必須アミノ酸の量”を重視した「アミノ酸スコア」が主流になりましたが、私はあえてプロテインスコアを重視しています。ただし、数値が低いとダメなわけではありません。様々な食材を組み合わせて、補いあうことが大切です。

卵は最強食材。シジミも100ですが、1日に必要な量を食べようとすると身を650g食べる必要があります。

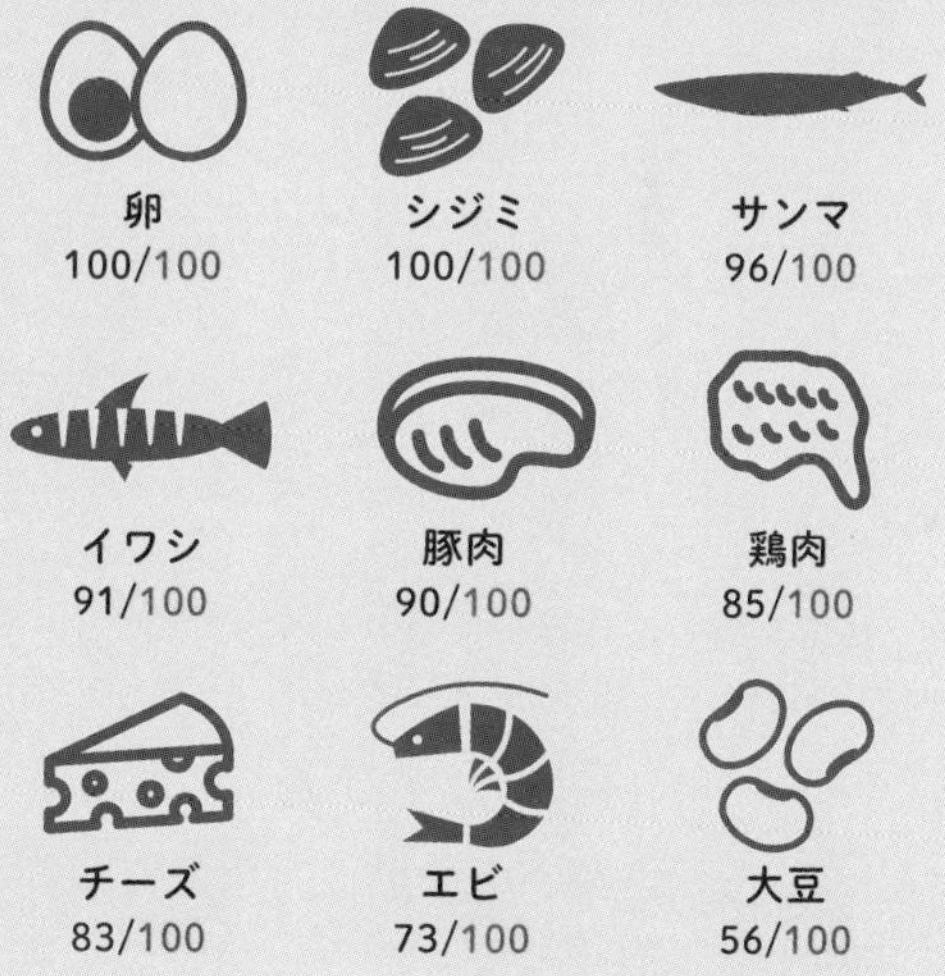

※プロテインスコア/アミノ酸スコア

1日2個の卵が毒を出せる体をつくる

卵は毒出しを手助けするスーパーフード

デトックスできる体をつくるために、1日に2～3個は食べてほしいとおすすめしているのが、良質なたんぱく質を豊富に含む卵。**「完全栄養食」と呼ばれるくらい栄養価のバランスが抜群で、料理に卵を1個プラスするだけで、ほかの食材だけでは不足しがちなアミノ酸を補ってくれます。**

卵をおすすめすると、「コレステロール値が心配です……」といまだ誤解をしている方が多いのですが、「コレステロール＝悪」は、古い常識。そもそも**コレステロールは、細胞膜やホルモン、ビタミンDの材料となり、体に必要なコレステロールの約8割は肝臓でつくられているほど、人の体になくてはならない役割を担っている重要な栄養素**です。さらに、卵黄に含まれるレシチンには、悪玉コレステロールを減らし、善玉コレステロールを増やす働きがあります。

卵の栄養価を十分に生かすなら、「半熟」で食べるのが理想。その理由は2つ。1つは、**加熱して固めたほうがアミノ酸の吸収率が上がる**ため。もう1つは、**生の卵白に含まれるアビジンというたんぱく質が、黄身に入っている腸内細菌を増やすビオチン（ビタミンB_7）と混ざると、ビオチンの効果がなくなってしまう**ため。つまり、卵の栄養を失うことなく、吸収率を上げるには、白身を固めて、黄味を固めすぎない半熟ゆで卵や温泉卵が最強の食べ方となるわけです。

卵2個でこんなにすごい栄養素がとれる

ミネラル	
カルシウム	53g
マグネシウム	11mg
亜鉛	1.4mg
鉄	1.9mg
リン	187mg

エネルギー
157kcal

たんぱく質
12.8g

脂質
10.7g

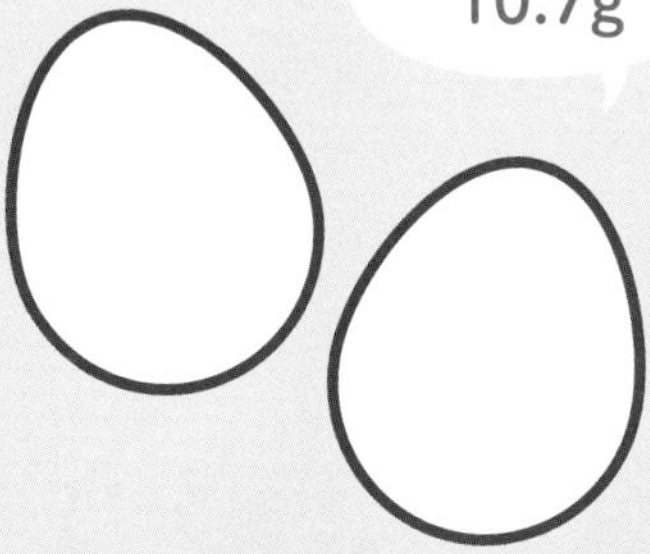

ビタミン	
ビタミンA	156μgRAE
ビタミンB2	0.45mg
ビタミンB6	0.08mg
ビタミンB12	1.0μg
ビタミンE	1.1mg
ビタミンD	3.1μg
葉酸	45μg

半熟で食べると栄養の吸収率がアップ

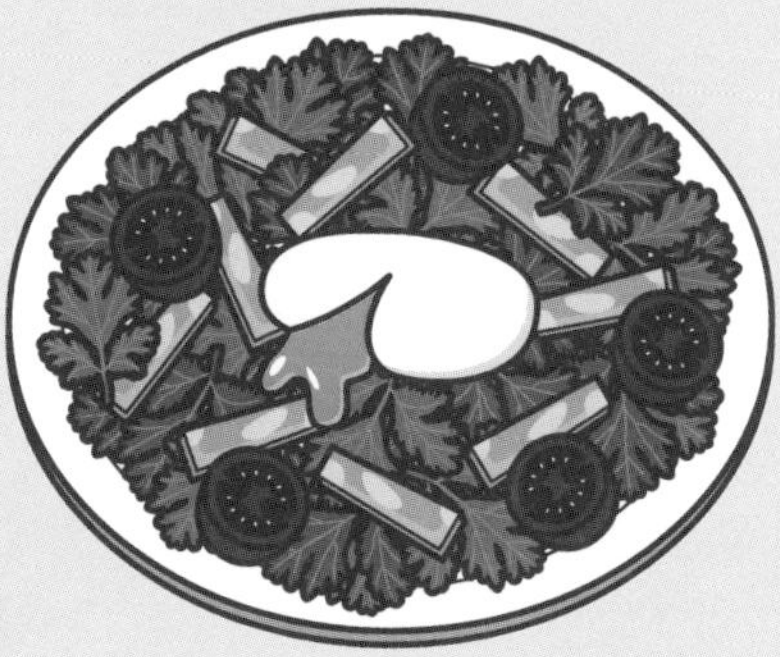

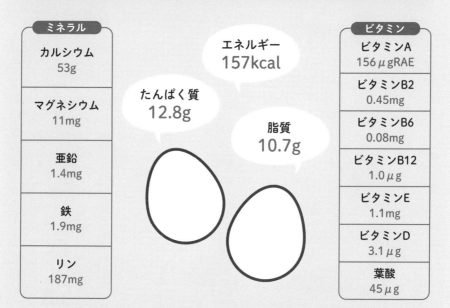

白身は固めたほうが
消化酵素の働きで分解されやすく、
黄身は固めすぎないほうが
栄養が全身に素早く届くため、
半熟のゆで卵、目玉焼き、温泉卵など
がベストな食べ方です。

毒出しを助ける最強メニュー

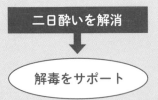

二日酔いを解消

↓

解毒をサポート

豚のしょうが焼き

飲みすぎたときに摂取しておきたいのが「メチオニン」。肝臓で老廃物を排出するのをサポートし、代謝を促進してくれるアミノ酸で、二日酔いの薬にも入っている成分です。メチオニンが豊富なおすすめの食材は豚肉。また、アルコールは肝臓でアセトアルデヒド（有害物質）から無毒の酢酸に分解されますが、このときに活躍するアミノ酸が「システイン」。システインは玉ネギに豊富に含まれているので、豚肉と玉ネギが入ったしょうが焼きは毒出しに最強な一品なのです。

筋肉を増やして代謝をアップ → 勝手に解毒できる体に

納豆巻き

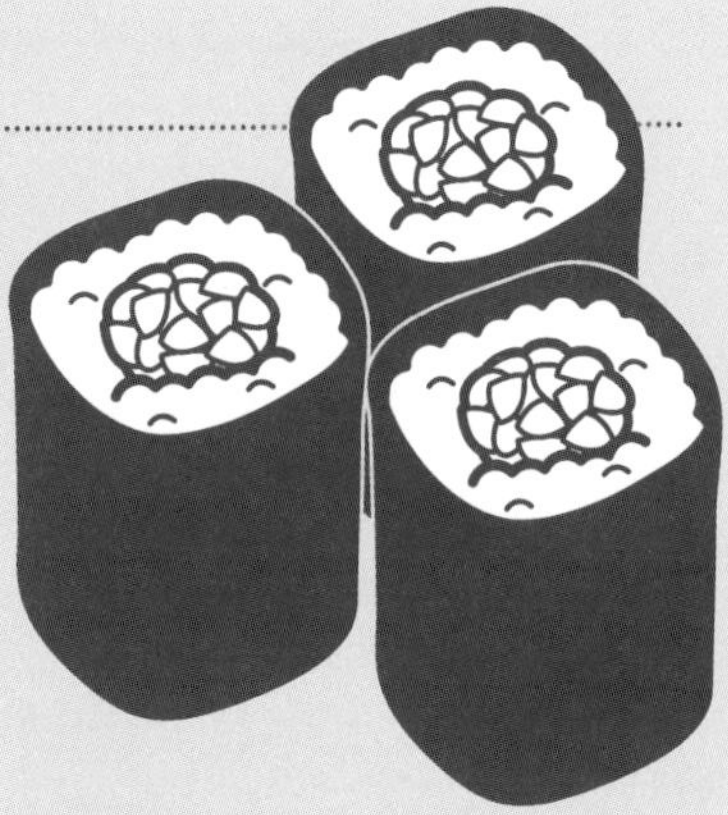

基礎代謝を上げるためには筋肉を増やす必要があります。筋肉を強化するのに効果的アミノ酸が「バリン」。大豆などに多く含まれています。筋肉の分解を抑制してくれるアミノ酸としては「アラニン」が効果的です。アラニンは海苔に豊富に含まれるので、どちらもまとめてとれる納豆巻きが手軽でおすすめです。

血液をサラサラにする → 老廃物がスムーズに流れる！

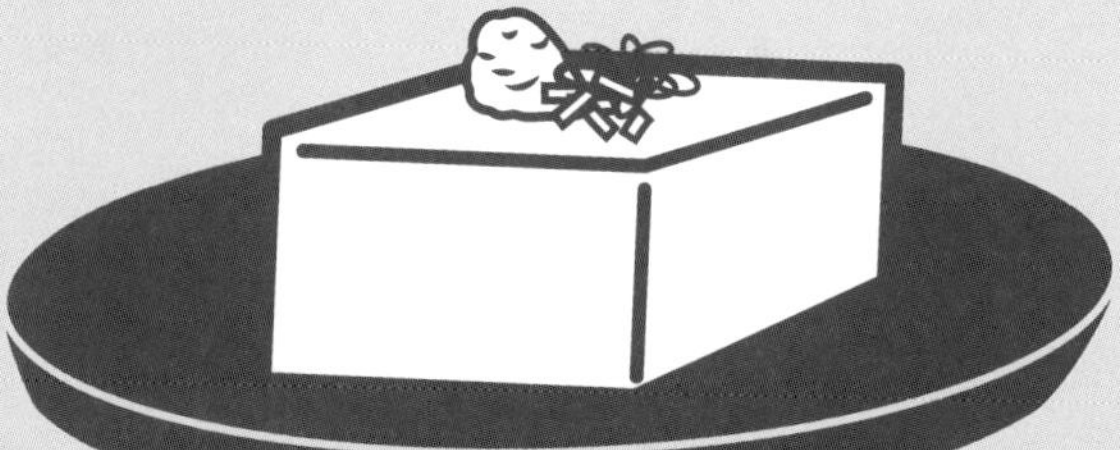

冷や奴

老廃物がスムーズに排出できるように、血液をサラサラにするなら冷や奴がイチオシです。豆腐には血管を柔らかくするNO（一酸化窒素）の原料となるアミノ酸の「アルギニン」が含まれ、血流を促します。そこにかつお節をのせましょう。末梢血管の血流をよくするアミノ酸の「グリシン」が摂取できます。

column 4

毒を無害にしてしまうすごい能力を人はもっている?

毒を飲んで 体を慣らしていた忍者

人間の体は毒を排除するデトックス機能とは別に、**毒に体を慣らしてしまう「耐性《たいせい》」**をもっています。体にとって有害なものを拒絶するばかりでなく、**慣れ親しんで無害なものにしてしまう能力**です。

時代劇などでおなじみの忍者。彼らの拠点では毒薬の原料となる薬草が作られていたそう。忍術や敵の毒殺に使うためのものですが、なんとそれを忍者たちは自らも常用していたといいます。一体、なぜでしょうか。

ひとつは、**つねに命を狙われる職務上、いつ毒を盛られても耐えうるような体にしておくため。**また、**口に含んだ毒を相手の顔に吹きつける「毒鉄砲」という忍法修得のため**にも、毒に慣れておく必要があったようです。

日常的に毒を摂取して耐性を養った結果、敵から毒を飲まされても、体のしびれ程度で済む輩もいたとか。もちろん、なかには慣れる前に命を落としてしまう忍者もいたようですから、まさに命がけで毒と戦う日々を送っていたのでしょう。ちなみに、江戸から明治になると、忍者出身の医者が増えたようです。薬草や毒についての知見が豊富だったからでしょうか。

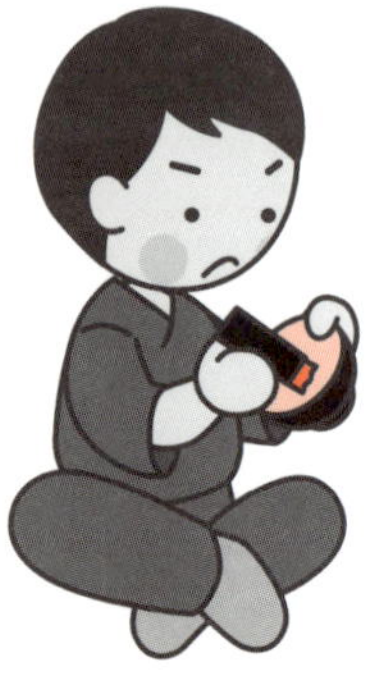

漆《うるし》職人は漆にかぶれない

もうひとつ、毒に慣れることで毒をモノともしなくなる、人間のたくましい一面がうかがえる事例をお話しします。

天然樹脂塗料の漆を使った漆器は、日本の誇る伝統工芸の1つです。漆は肌に付着すると、ウルシオールという成分がアレルギー反応を起こし、ひどいかぶれやかゆみを引き起こします。

そのため、駆け出しの職人さんはひどい手荒れに悩まされますが、ベテランになるほど、少しくらい漆に触れてもかぶれなくなるそうです。長年にわたり何度も漆に触れているうちに、漆に対する耐性ができるのでしょう。

第5章

デトックススイッチを直接オンにする運動

筋肉がデトックス力を爆上げ！

筋肉がなければデトックスはできない

体にたまった毒をデトックスするためには、血液とリンパの流れを滞らせないことが重要であることはここまでにお伝えしたとおり。**血液を全身に送り出すポンプの役割をしているのは心臓で、筋肉が血流を促し、心臓に血液を戻すのをサポートします。**一方、**リンパのポンプ役は筋肉のみ。筋肉が伸縮することでリンパは流れています。**つまり、毒を出せる体になるためには、筋肉を鍛えることが不可欠なのです。

とはいえ、運動習慣のない人に「筋トレをしてください」とお伝えしても、負担に感じるでしょうし、きっと長続きしません。そこで、私が**おすすめしているのが「ペンギンジャンプ」**。なんだかちょっと楽しそうな響きだと思いませんか。

やり方は簡単。足を軽く開き、その場で軽くジャンプしながら空中でお尻を2回叩くだけ。単純な動きなのに、**血液やリンパの流れに最も重要なふくらはぎをはじめとする下半身全体の筋肉を強化できるのはもちろん、通常よりも10～20くらい心拍数を上げることで心臓の強化もできる、まさにデトックスに最適な優れた運動法**です。

筋肉を鍛える恩恵はほかにもあります。筋肉量が増えると、基礎代謝が上がるため、古くなった細胞を排出し、新しい細胞を生み出す新陳代謝のサイクルがよりスムーズに。若々しく健康な体の維持に繋がります。

筋肉の力で血液もリンパもドバッと流れる

血液とリンパの流れをよくするためには、筋肉の力がとても重要。
筋肉を使い、ポンプ作用を強化すると、どちらの流れもスムーズになります。

筋肉を使うと…
筋肉の伸縮でリンパの流れがスムーズになり免疫力アップ！
代謝が上がり、脂肪を燃焼
デトックス&病気に負けない

筋肉は新しい細胞をつくり出せる！

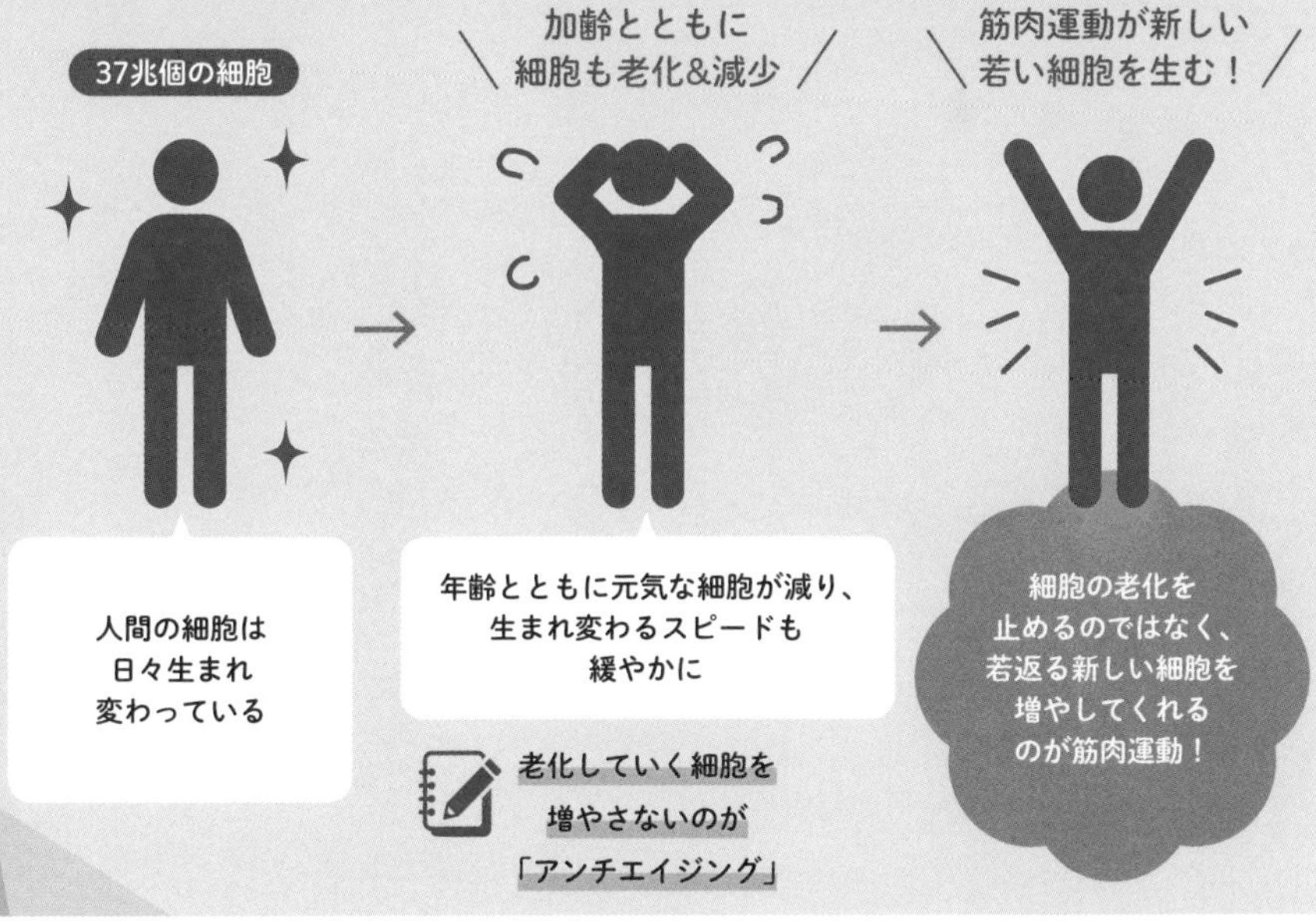

37兆個の細胞
加齢とともに細胞も老化&減少
筋肉運動が新しい若い細胞を生む！
人間の細胞は日々生まれ変わっている
年齢とともに元気な細胞が減り、生まれ変わるスピードも緩やかに
細胞の老化を止めるのではなく、若返る新しい細胞を増やしてくれるのが筋肉運動！
老化していく細胞を増やさないのが「アンチエイジング」

心肺機能を爆上げして血流を改善！

ペンギンジャンプ

心肺機能を若返らせ、血流を改善させるこの運動はその場でできるのが魅力。最初はつらくても、徐々に慣れてきたら1日の回数を増やしてみてください。

目的

☑ 心臓と肺を同時に鍛えて血流を改善する

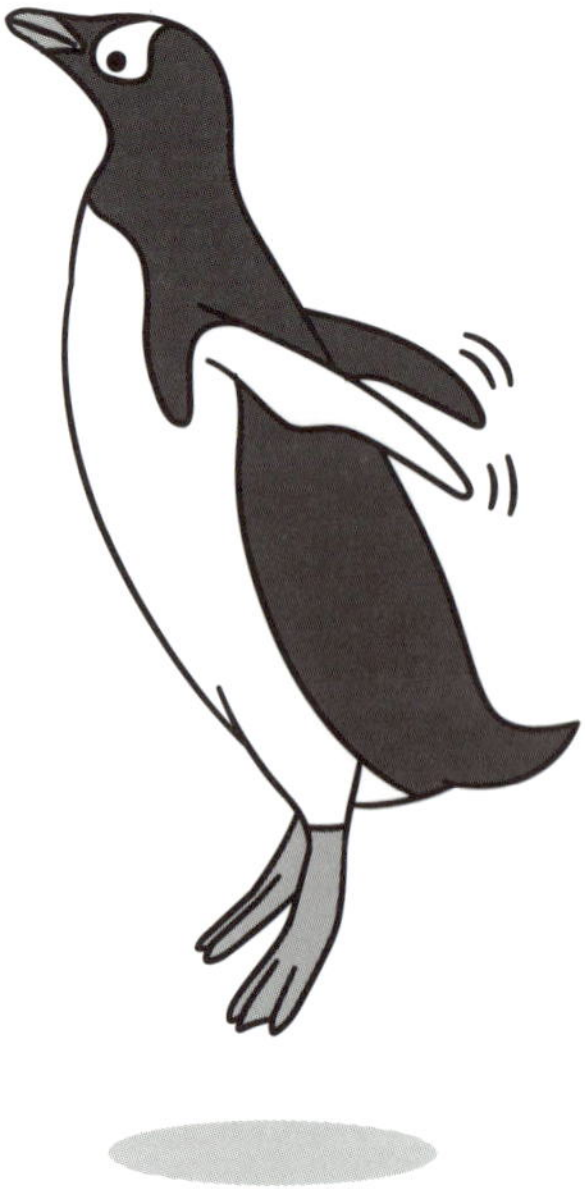

- 血流がよくなって血管にかかる圧力が減ることで、血圧も下がりやすくなります。血液が末端にも届くようになるため、冷え性や肌荒れ解消にも◎
- 運動で心拍数を上げることで、血流が全身へと送り出されるように。ふくらはぎへの刺激も加わり、より血流改善に。

やり方

1. 両足を軽く開く
2. 背筋を伸ばしてその場で**真上にジャンプ**する
3. 空中で**お尻を2回叩く**
4. これを**10秒間続ける**

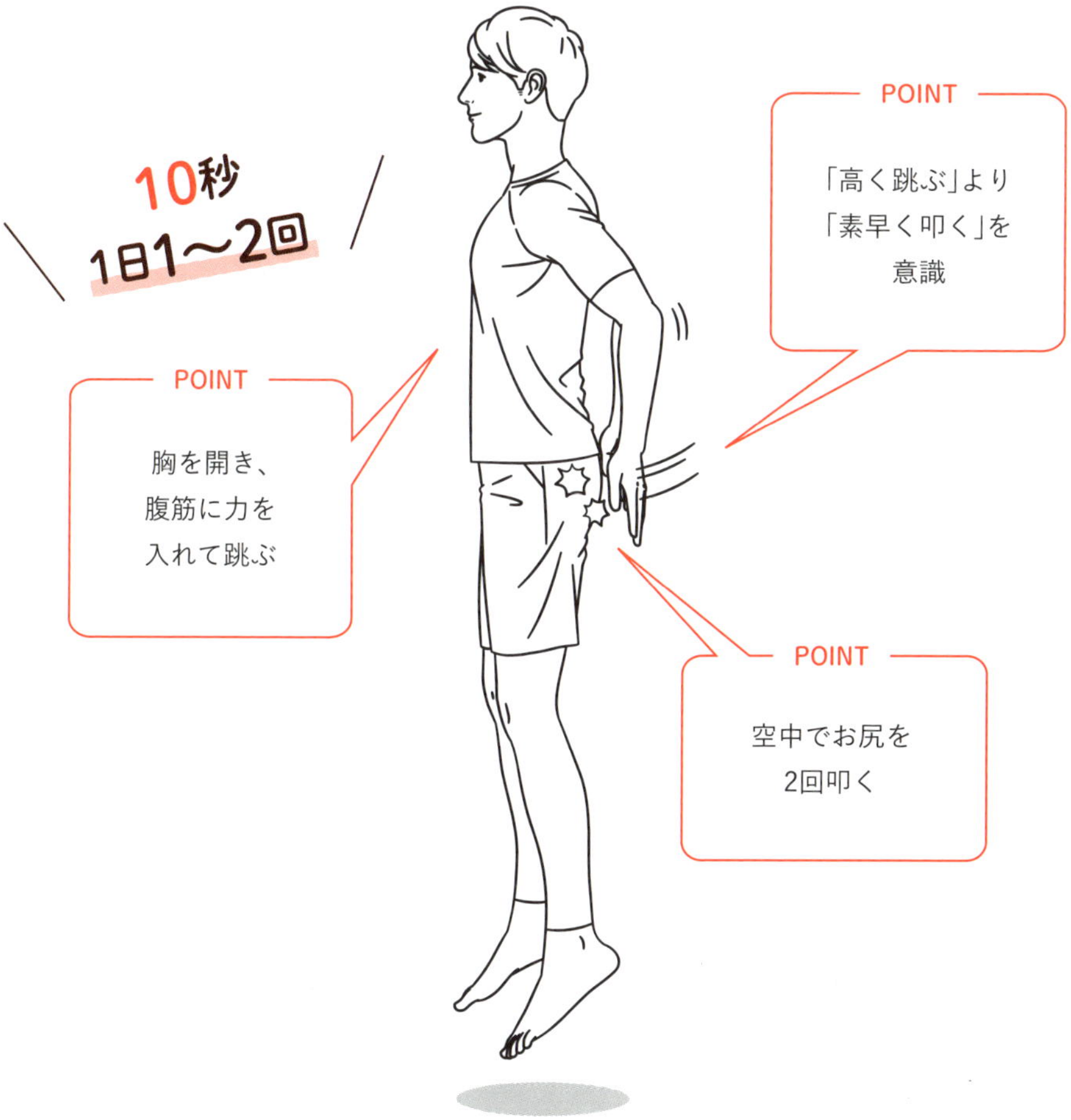
10秒
1日1〜2回
POINT
「高く跳ぶ」より
「素早く叩く」を
意識
POINT
胸を開き、
腹筋に力を
入れて跳ぶ
POINT
空中でお尻を
2回叩く

鎖骨、胸、わきの下、おなか、そけい部の5カ所は最も多くのリンパが集まる重要拠点です。この拠点を重点的に流すことがデトックスへの近道となります。

1 鎖骨のリンパ

鎖骨周辺は右リンパ本幹、左リンパ本幹(胸管)など全身のリンパが集まる重要な場所。ここのリンパの流れが改善すると、リンパを吸い上げる力も高まるので、全身のリンパの流れがよくなります。

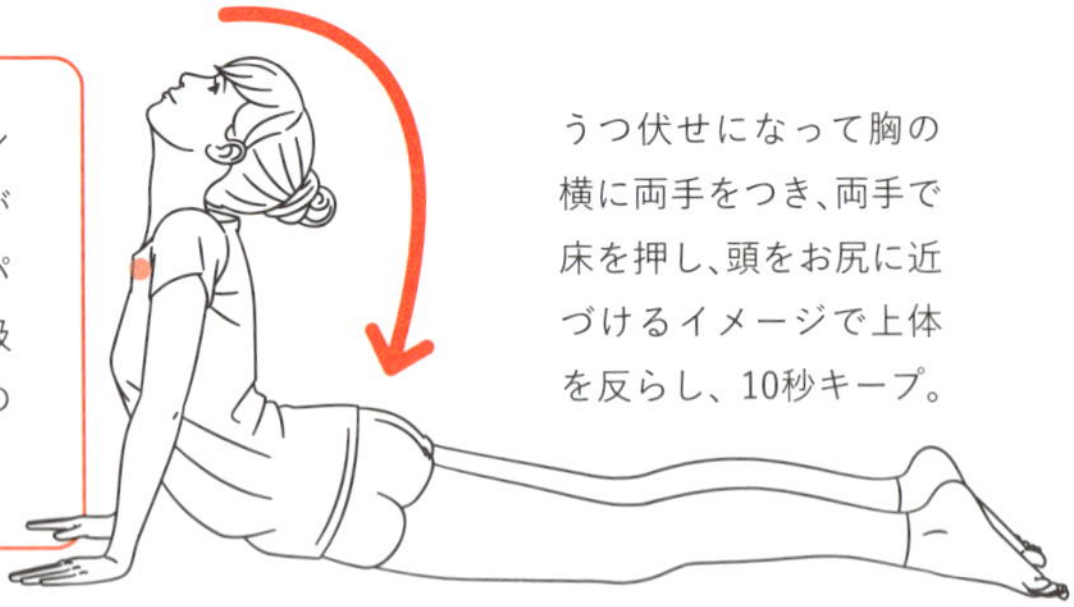

うつ伏せになって胸の横に両手をつき、両手で床を押し、頭をお尻に近づけるイメージで上体を反らし、10秒キープ。

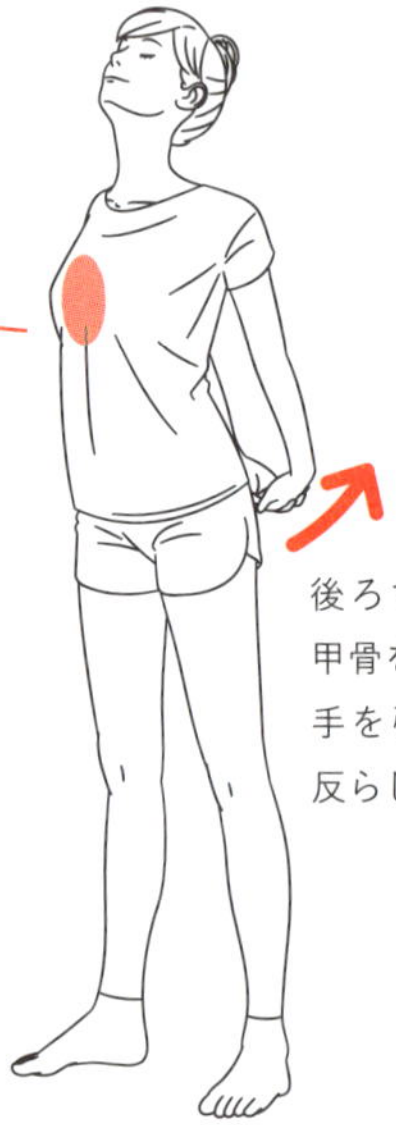

後ろで手を組み、肩甲骨を寄せるように手を引き上げ、胸を反らし、10秒キープ。

2 胸のリンパ

胸には、左リンパ本幹(胸管)や気管支肺リンパ節、免疫の司令塔・Tリンパ球を増やす胸腺など、免疫機能を担う重要なリンパがつくられています。ここの流れをよくすると、免疫機能がアップします。

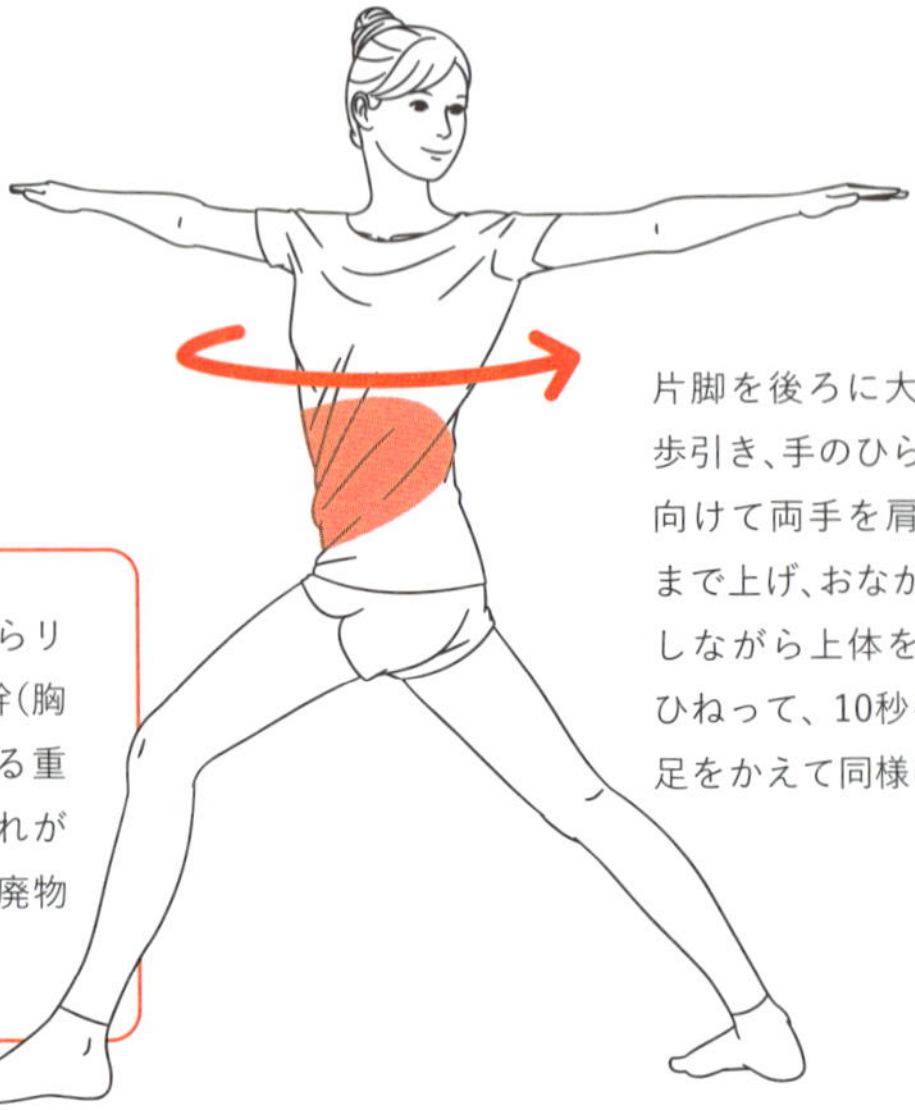

片脚を後ろに大きく一歩引き、手のひらを下に向けて両手を肩の位置まで上げ、おなかを意識しながら上体を左右にひねって、10秒キープ。足をかえて同様に行う。

3 おなかのリンパ

おなかまわりは、内臓や腰、下半身からリンパが集まる場所で、左リンパ本幹(胸管)の起点となる。また、乳び槽がある重要拠点でもある。ここのリンパの流れがよくなると、内臓の機能が高まり、老廃物の排出力もアップします。

5大リンパを流して毒を出す

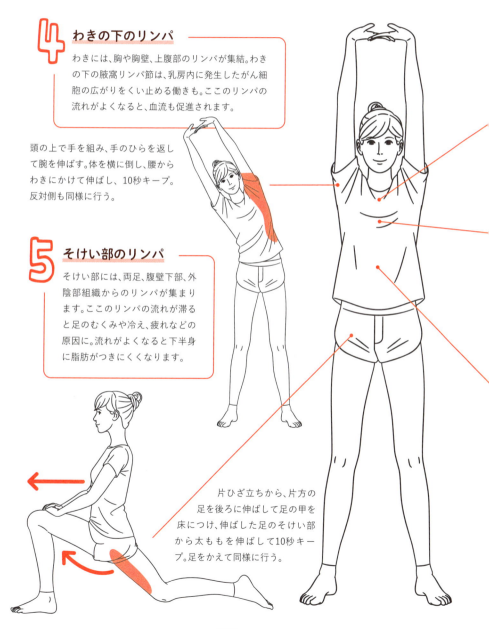

4 わきの下のリンパ

わきには、胸や胸壁、上腹部のリンパが集結。わきの下の腋窩リンパ節は、乳房内に発生したがん細胞の広がりをくい止める働きも。ここのリンパの流れがよくなると、血流も促進されます。

頭の上で手を組み、手のひらを返して腕を伸ばす。体を横に倒し、腰からわきにかけて伸ばし、10秒キープ。反対側も同様に行う。

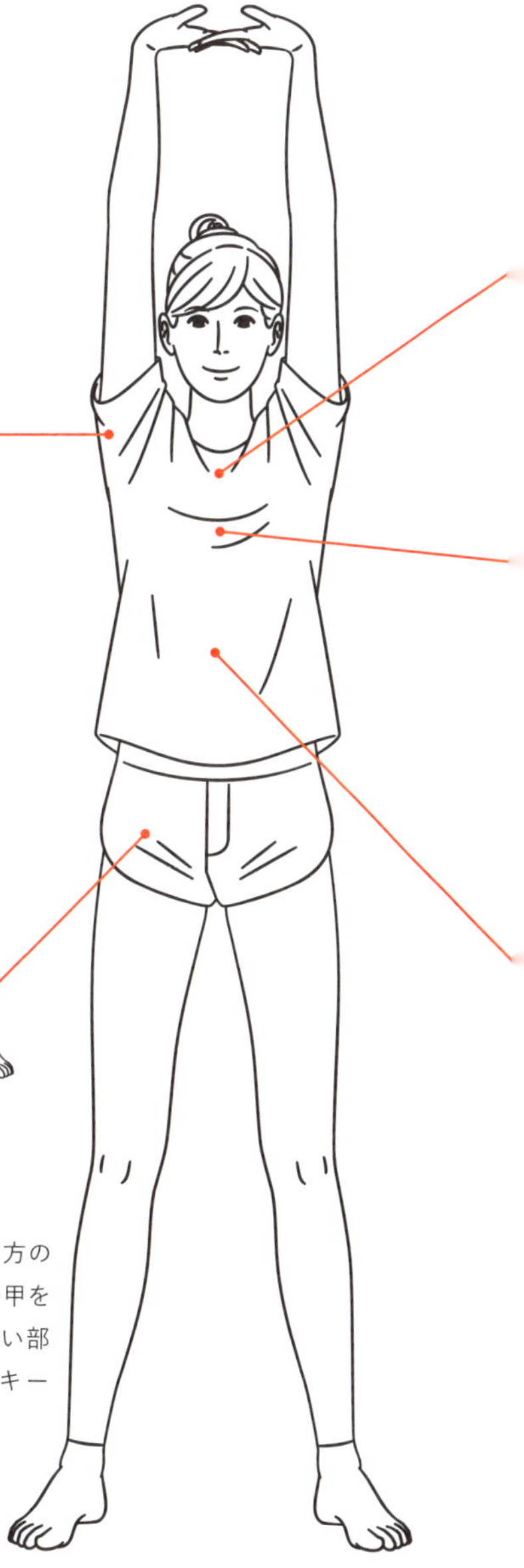

5 そけい部のリンパ

そけい部には、両足、腹壁下部、外陰部組織からのリンパが集まります。ここのリンパの流れが滞ると足のむくみや冷え、疲れなどの原因に。流れがよくなると下半身に脂肪がつきにくくなります。

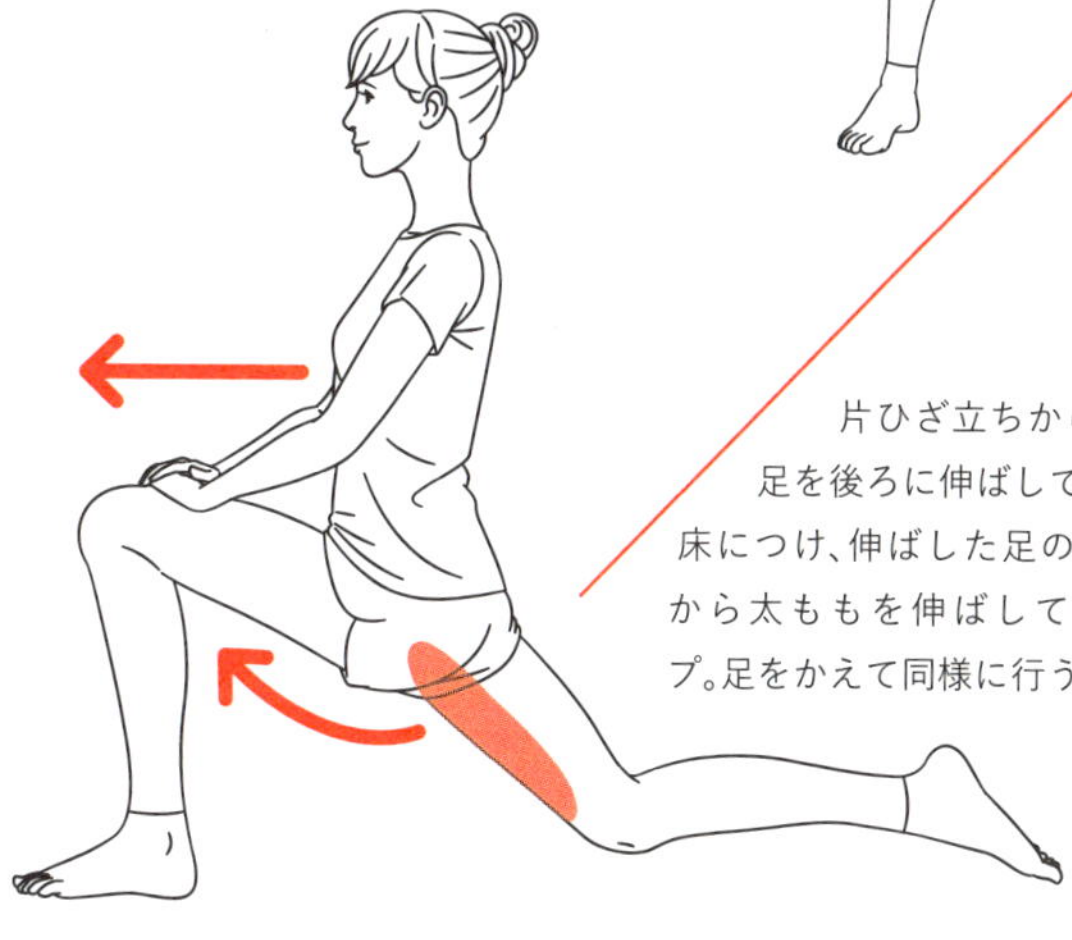

片ひざ立ちから、片方の足を後ろに伸ばして足の甲を床につけ、伸ばした足のそけい部から太ももを伸ばして10秒キープ。足をかえて同様に行う。

リンパは揉んで流す×
ストレッチで流す◎

リンパマッサージは逆効果の可能性も

リンパ管は細くて、とても繊細な組織です。あまり強くグリグリ揉むとダメージを与えてしまう可能性があります。**強い刺激はかえってリンパの巡りを滞らせてしまう**ことにもなりかねません。

リンパは皮膚のすぐ下から筋肉の深層部へと流れています。**しっかりとリンパを流そうと思ったら、揉むのではなく、インナーマッスルを伸縮させる必要があるため、ストレッチが有効**です。硬く縮こまってしまった筋肉を伸ばせば、動きの悪かった深部にあるリンパ管の流れがよくなります。

NG

わきの下とそけい部の
リンパはグリグリ揉んで流す

OK

リンパ節は繊細なので
揉まずにストレッチで
筋肉を伸縮させましょう

強いマッサージはリンパ管を傷つける可能性があり、かえって逆効果。わきや鎖骨下、そけい部などリンパが多く集まるところは、ストレッチで筋肉を伸縮させてリンパを流すのが正解です。

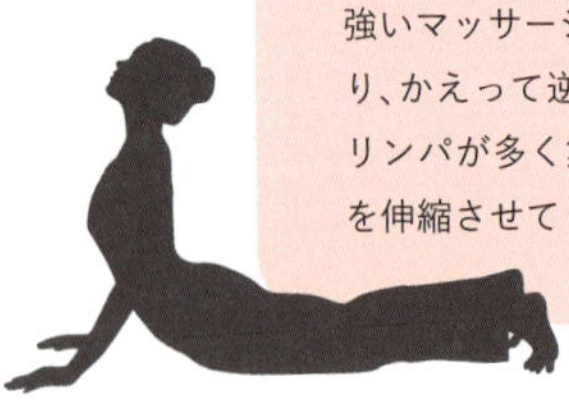

NG

脚のむくみを解消したいときは、
リンパを流すためにさする

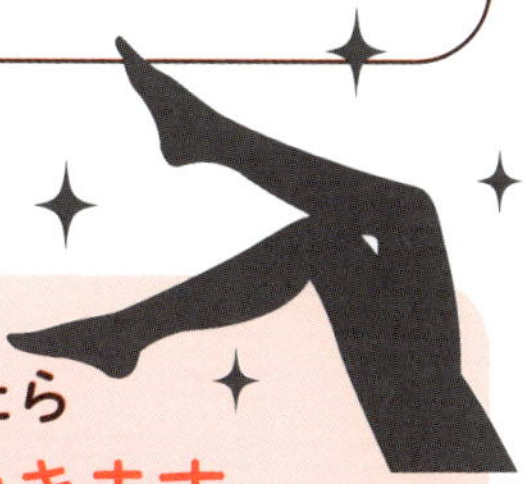

OK

しっかり流したかったら
ストレッチのほうが効きます

さすることで浅いリンパは流れますが、深いリンパには効かないため、完全にむくみを解消したいならストレッチ一択。リンパのまわりの筋肉を伸縮させることでリンパ管だけでなく、血流も一気によくなります。

NG

リンパは末端からリンパ節に向かって流す

OK

リンパ節まわりのストレッチが
効率的です

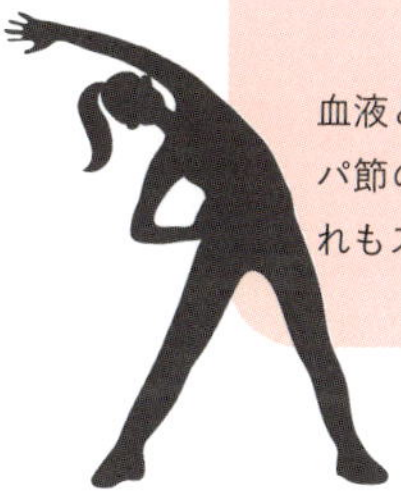

血液と違い、リンパを流すのは心臓ではなく筋肉です。リンパが流れ込むリンパ節のまわりの筋肉をストレッチすることが最も効率的。全身のリンパの流れもスムーズになります。

1日1回

5大リンパを流す 60秒リンパストレッチ

たった1分で5大リンパを流すことができるストレッチです。まずは、1日に1セット行い、慣れてきたら回数を徐々に増やしていきましょう。

準備

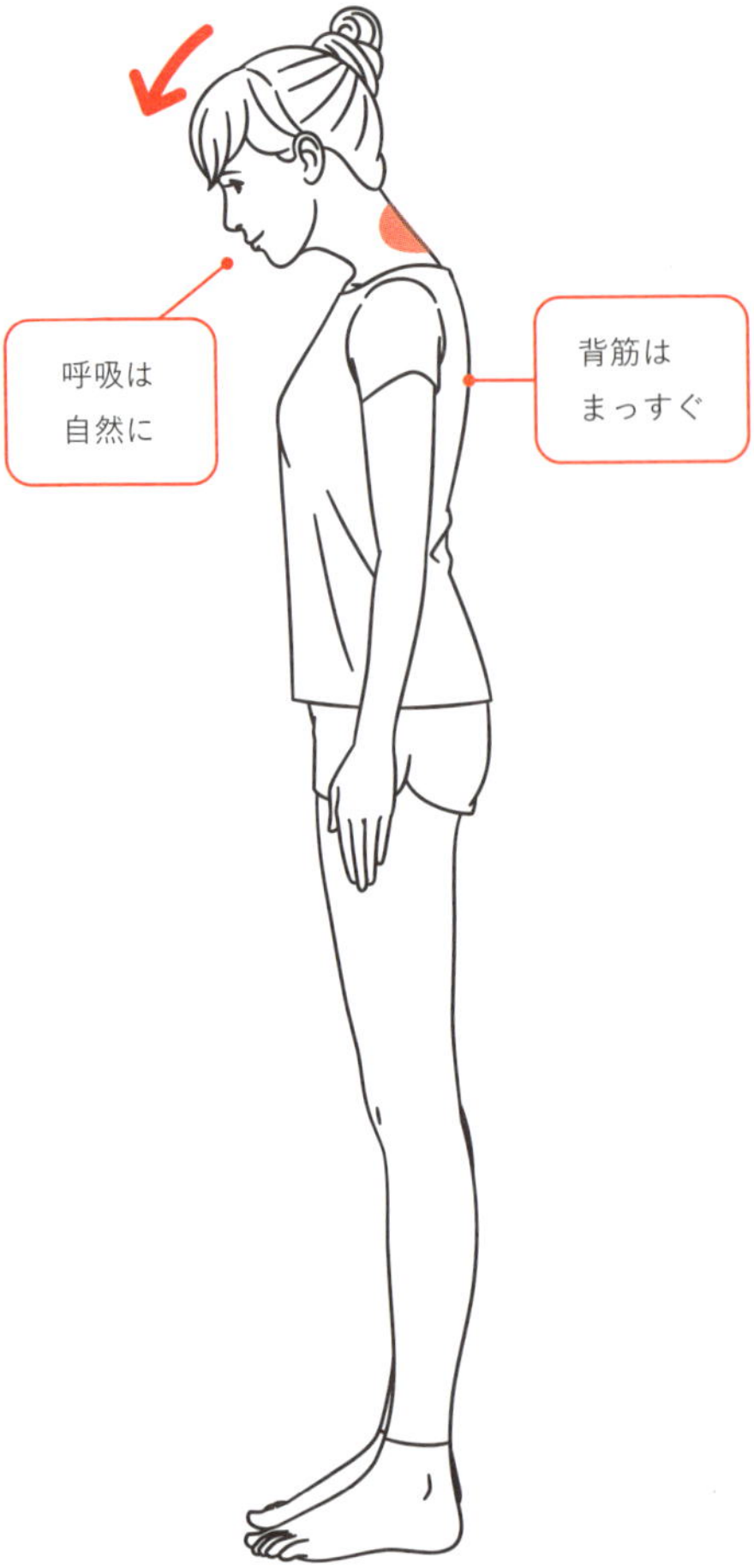

1 まっすぐに立ち 首だけを前に傾ける

足は軽く開いてまっすぐに立ち、ゆっくり首だけを前に曲げ、首の後ろを伸ばします。

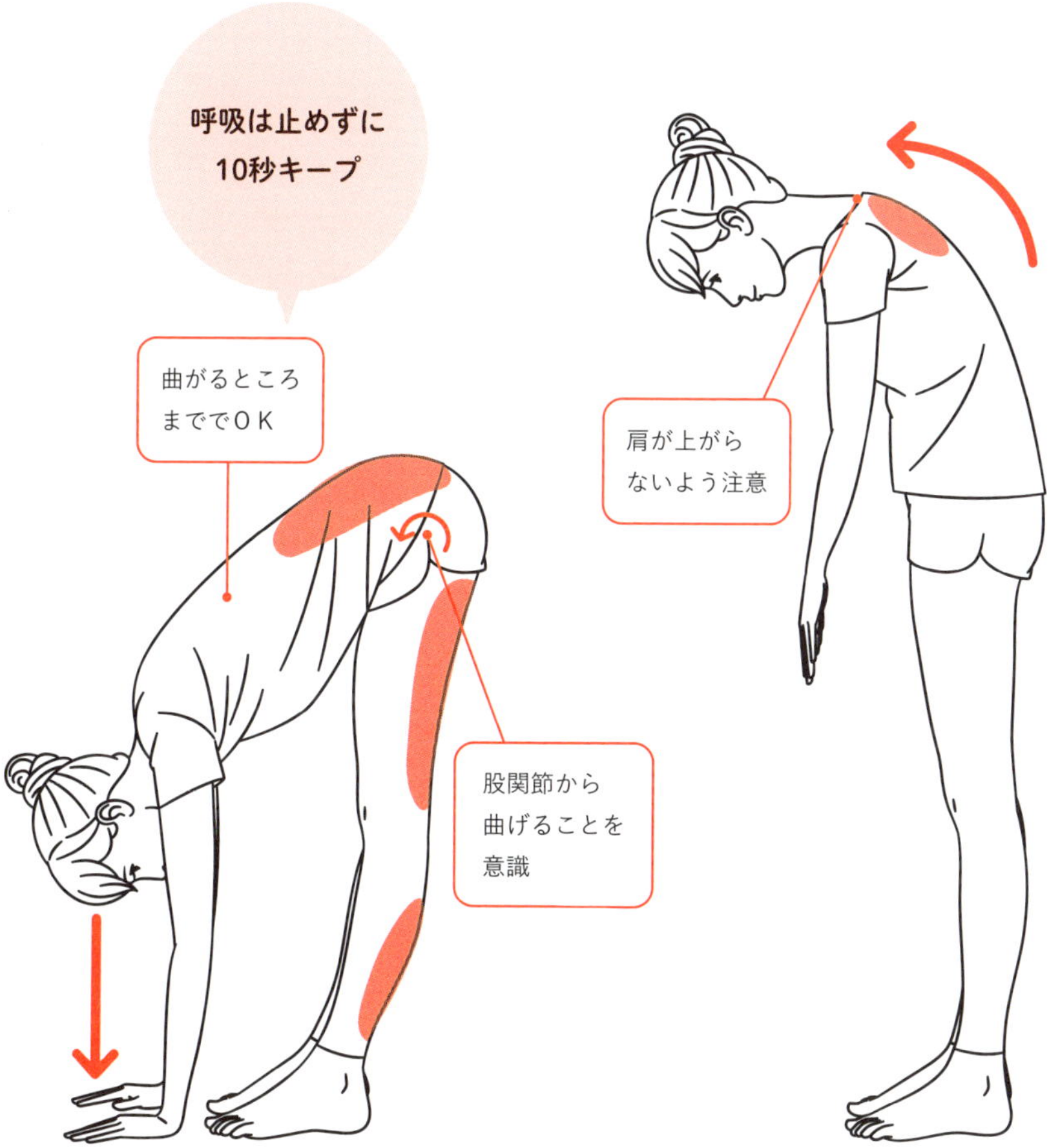
呼吸は止めずに
10秒キープ
曲がるところ
までで O K
股関節から
曲げることを
意識
肩が上がら
ないよう注意

2 背中を丸めて背中を伸ばす

みぞおちを引き込むように背中を丸めながら、ゆっくり背中を伸ばします。

3 前屈をして腰を伸ばす

首、背中、足は伸ばしたまま、ゆっくり股関節から曲げるように上体を倒し、腰が伸びたところで10秒キープします。

STEP 1

鎖骨の
リンパを流す

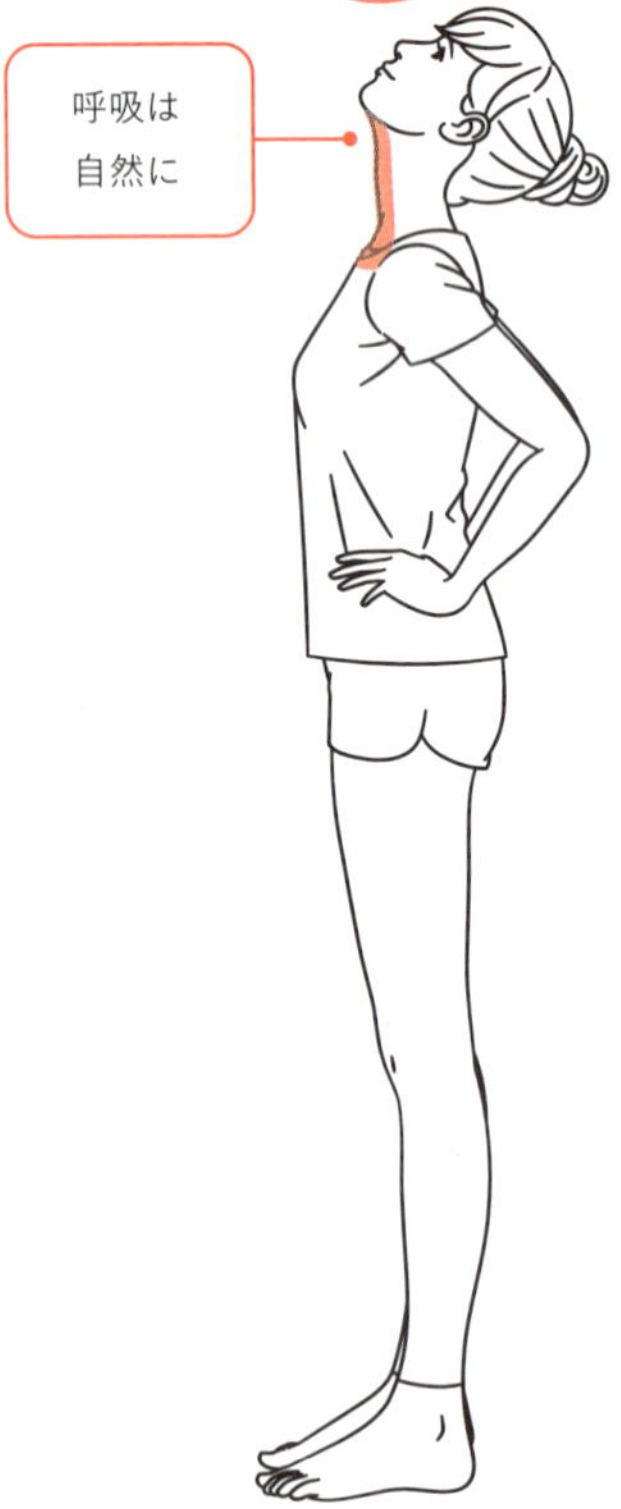

4 腰に手を当てて 首だけを後ろに反らす

背筋を伸ばした最初の姿勢に戻り、腰に手を当て、背筋は伸ばしたまま首だけをゆっくり後ろに曲げる。

STEP 2

胸の
リンパを流す

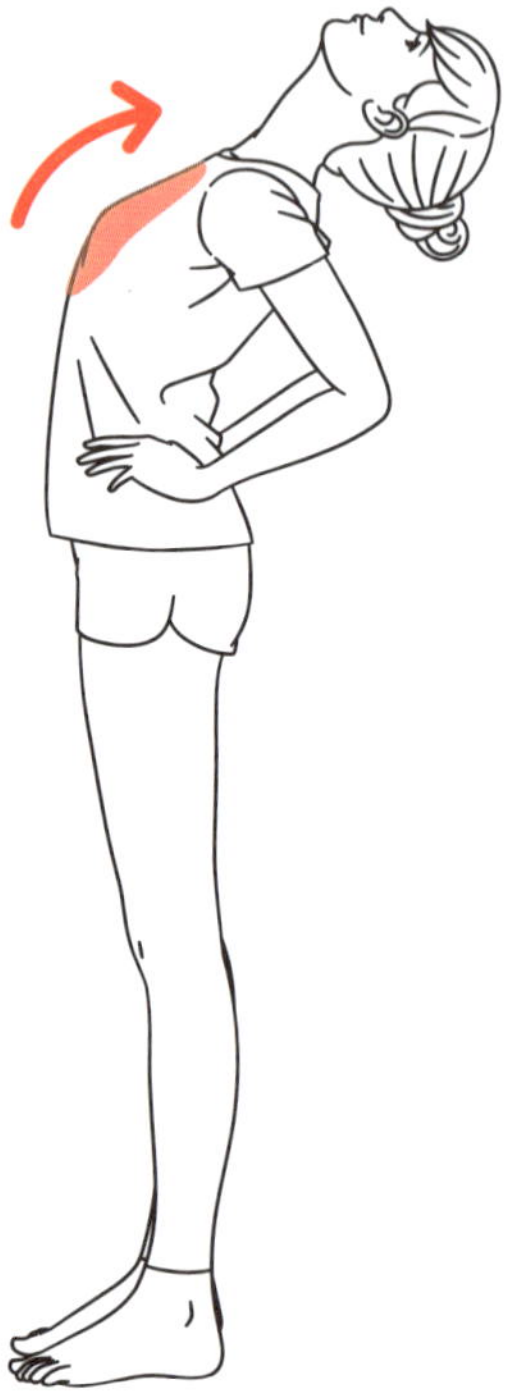

5 胸を広げて 胸の筋肉を伸ばす

胸の筋肉を広げるように、ゆっくり背中を反らします。

STEP 3

おなかとそけい部のリンパを流す

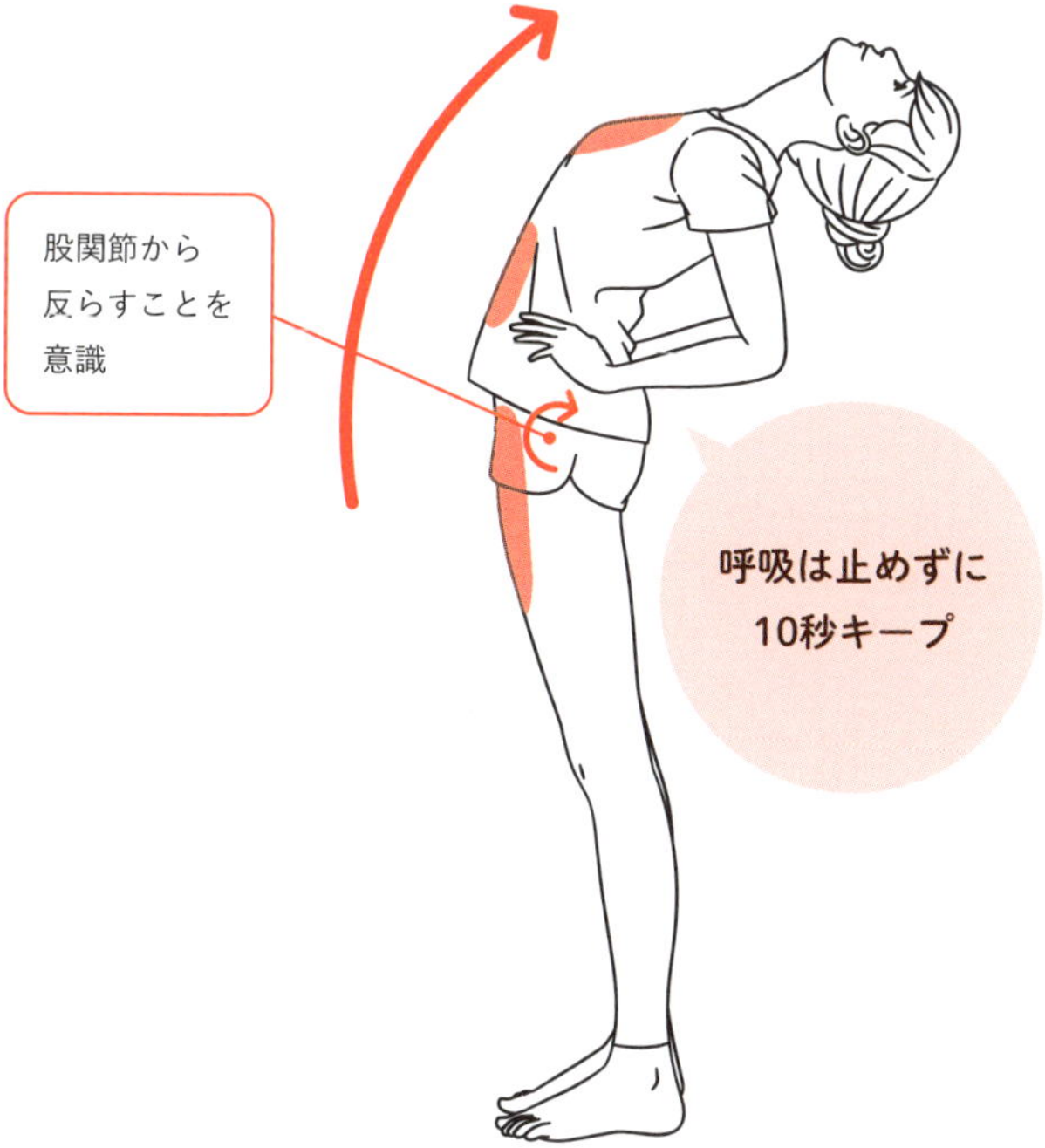
股関節から
反らすことを
意識
呼吸は止めずに
10秒キープ

6 上体を反らし、おなかとそけい部を伸ばす

首と胸は伸ばしたまま、手のひらで腰を押しながら、股関節から反らすイメージでゆっくりおなかを伸ばし、そけい部も伸びたところで10秒キープします。

STEP4

わきの下のリンパを流す

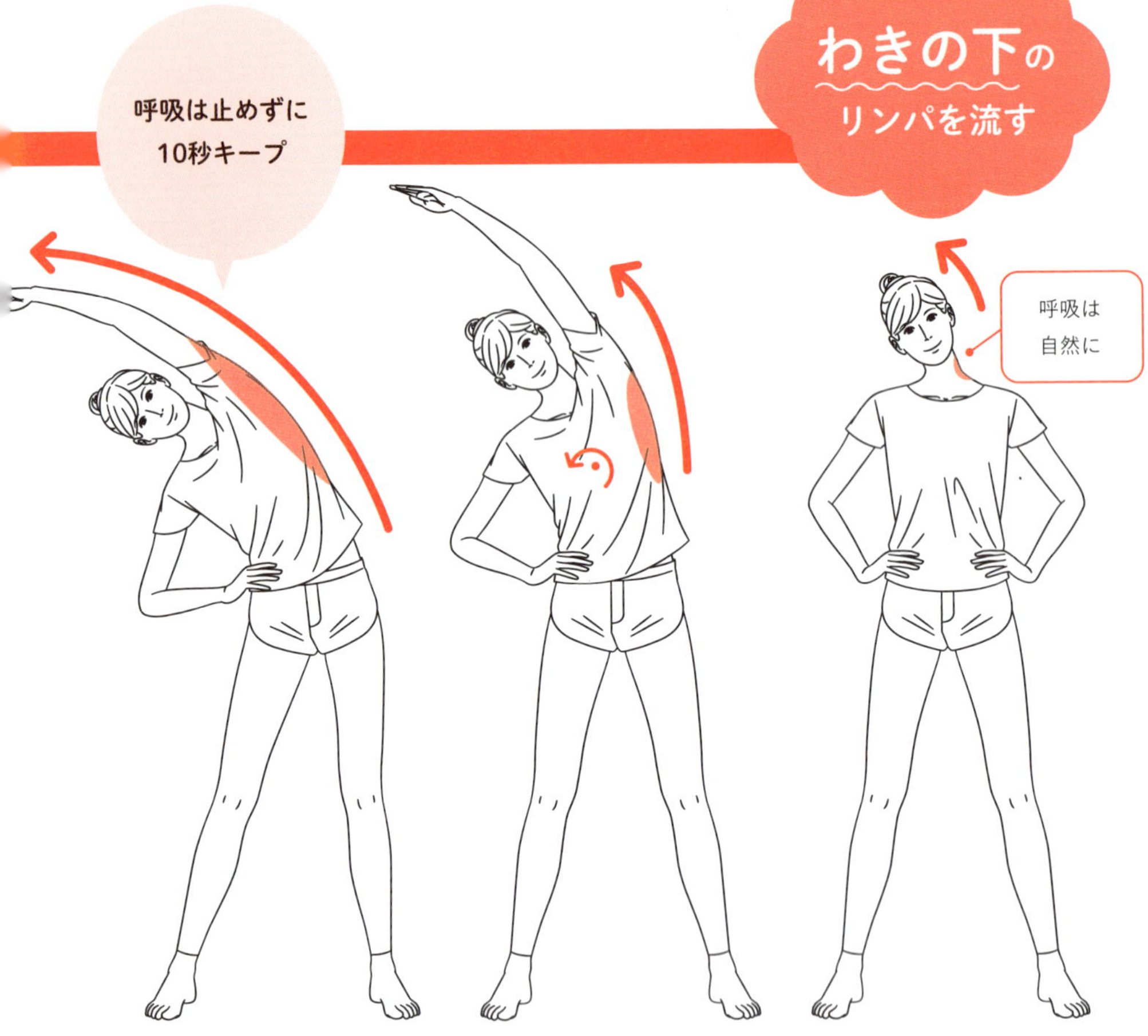

7 首を右に倒し首の左側面を伸ばす

背筋を伸ばした最初の姿勢に戻り、足を肩幅より少し広めに開きます。腰に手を当て、ゆっくり首を右に倒します。

8 左腕を伸ばし左わき腹を伸ばす

左腕を伸ばし、みぞおちを中心にして、ゆっくり上体を右に倒し、左わき腹を伸ばします。

9 さらに上体を倒して腰〜わきを伸ばす

さらに上体を右に倒し、左の腰からわきにかけて伸びているのを感じながら、少しキツイと感じるところで10秒キープします。

「1〜12までを1セットとし、最初は1日1セットでOK。
慣れてきたら回数を増やしてみてください。
おすすめのタイミングはお風呂上がりです。」

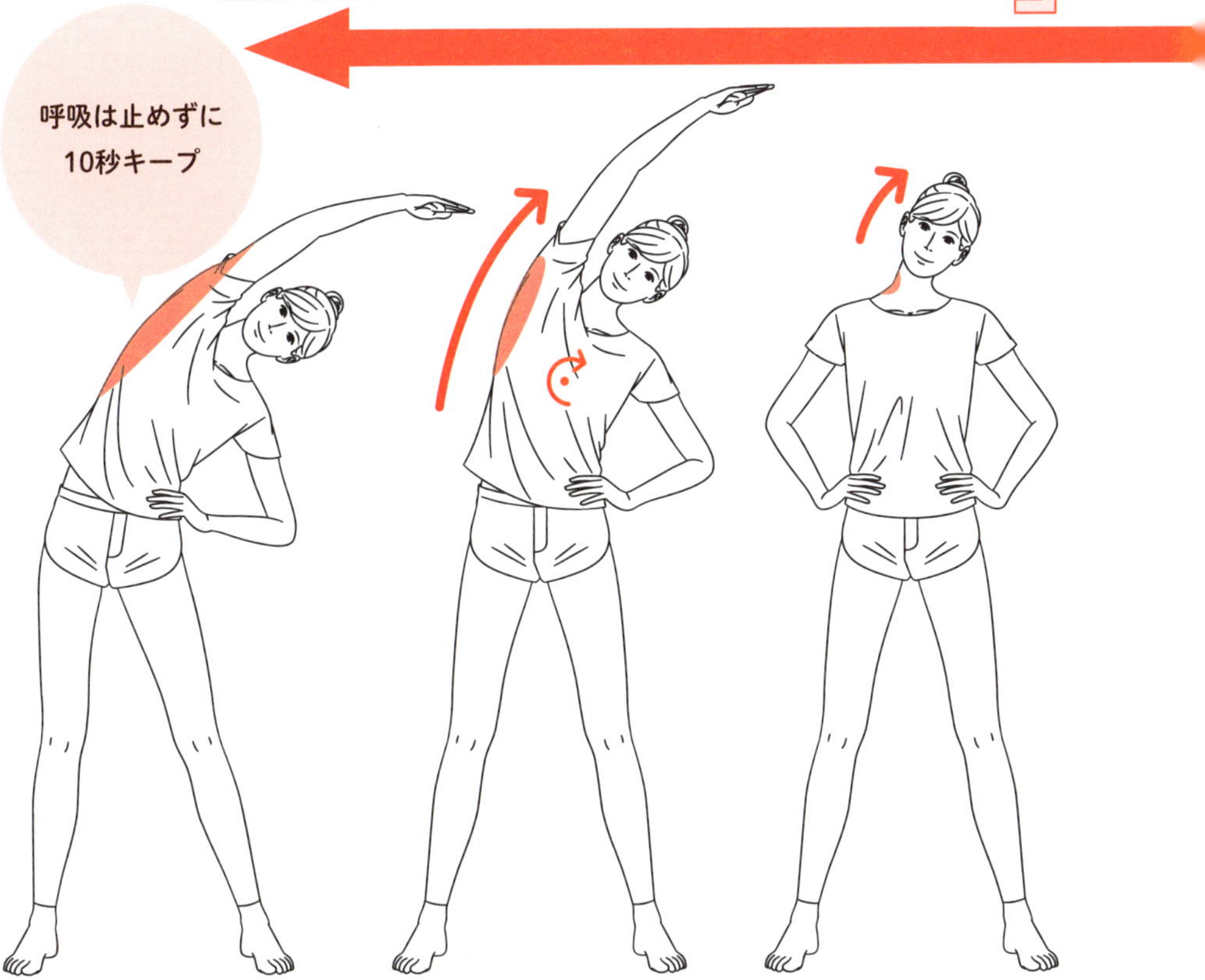

10

**首を左に倒し
首の右側面を伸ばす**

7の最初の姿勢に戻り、ゆっくり首を左に倒します。

11

**右腕を伸ばし
右わき腹を伸ばす**

右腕を伸ばし、みぞおちを中心にして、ゆっくり上体を左に倒し、右わき腹を伸ばします。

12

**さらに上体を倒して
腰〜わきを伸ばす**

さらに上体を左に倒し、右の腰からわきにかけて伸びているのを感じながら、少しキツイと感じるところで10秒キープします。

リンパ＋ツボ押しで最強デトックス

ダブルのアプローチで排出効果をアップ

深層部のリンパの流れをよくするためには、ストレッチが最も簡単で効果的。**筋肉を気持ちよく伸ばすだけで代謝が上がって老廃物を流すことができ、脂肪燃焼を促す効果まである**のですからやらない手はありません。

このストレッチにプラスすると、よりデトックス効果が高まるのがツボ押し。**体に不要な「毒」を排出するためのスイッチとして覚えておきたいツボは、「気海《きかい》」「中脘《ちゅうかん》」「水分《すいぶん》」「天枢《てんすう》」**の4つ。ツボ押しは神経を介し、脳に直接働きかけることができるため、不調を治すよう指令を出すことができるのです。

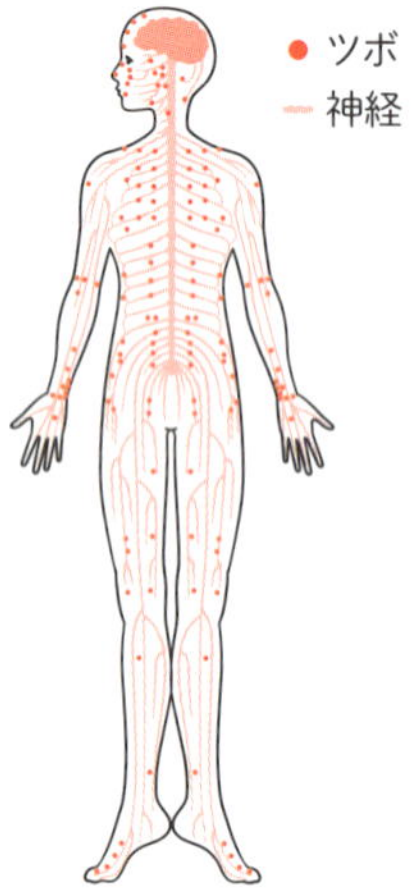

全身に張り巡らされた神経は、脳に様々な情報を伝えるネットワーク。その神経が集中するツボは、例えるなら交通量の多い交差点。その交通整理をするのが「ツボ押し」です。

ツボ押しで神経の渋滞を解消

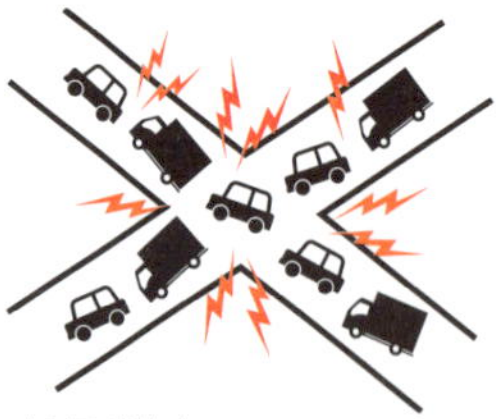

神経が集中しているツボは、
渋滞が起こりやすい。

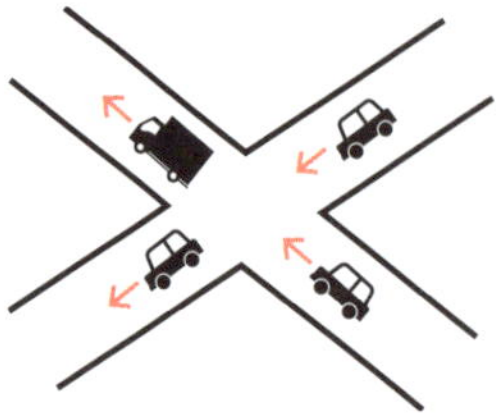

ツボを押すと渋滞が緩和。
体の異変もスムーズに脳に伝わる。

リンパストレッチとツボ押しの効果

リンパストレッチとツボ押しの合わせ技で、心と体の不調が改善。続けることで、自然に「毒」を排出できる健康的な体になります。

ツボ押しのメリット

- 自律神経が整う
- 自然治癒力が高まる
- 疲れやだるさがとれる
- 痛みや不調が解消する
- アレルギーや冷えを和らげる
- 心を安定させる
- 美容効果やダイエット効果がある

など

＋

リンパストレッチのメリット

- 老廃物の排出効果が上がる
- 自律神経のバランスが安定する
- 免疫力が高まる
- むくみやたるみを解消する
- 痛みやこりを和らげる
- ストレスを感じにくくする
- 生活習慣病を改善する

など

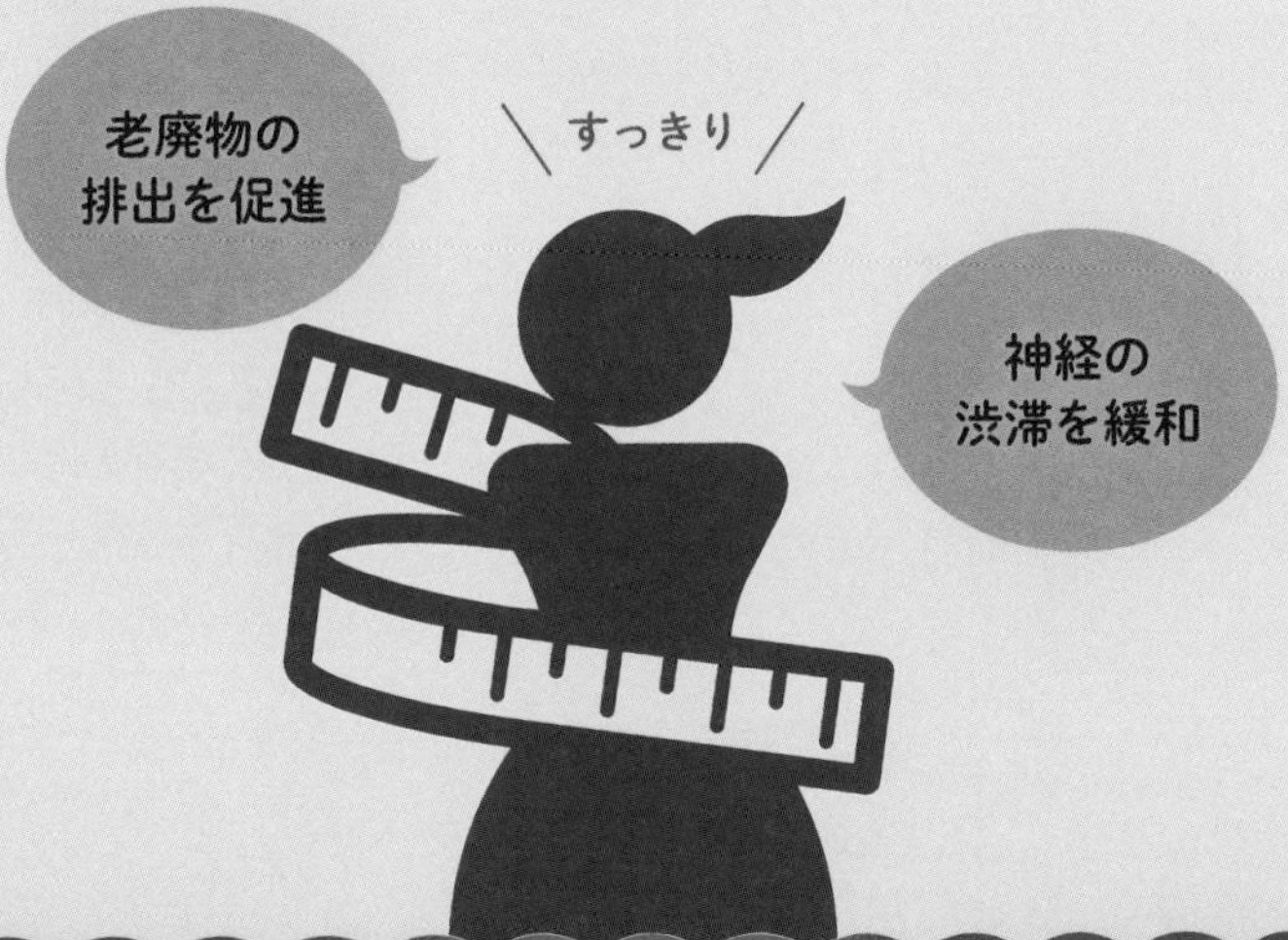
老廃物の排出を促進
すっきり
神経の渋滞を緩和

相乗効果で見た目も変化が!!

デトックス
ツボ押し
1

代謝を上げて

脂肪を燃焼

食べすぎたときに燃焼できないと脂肪が体内に蓄積されます。
ツボを押して、太りにくく、代謝のいい健康な体に改善していきましょう。

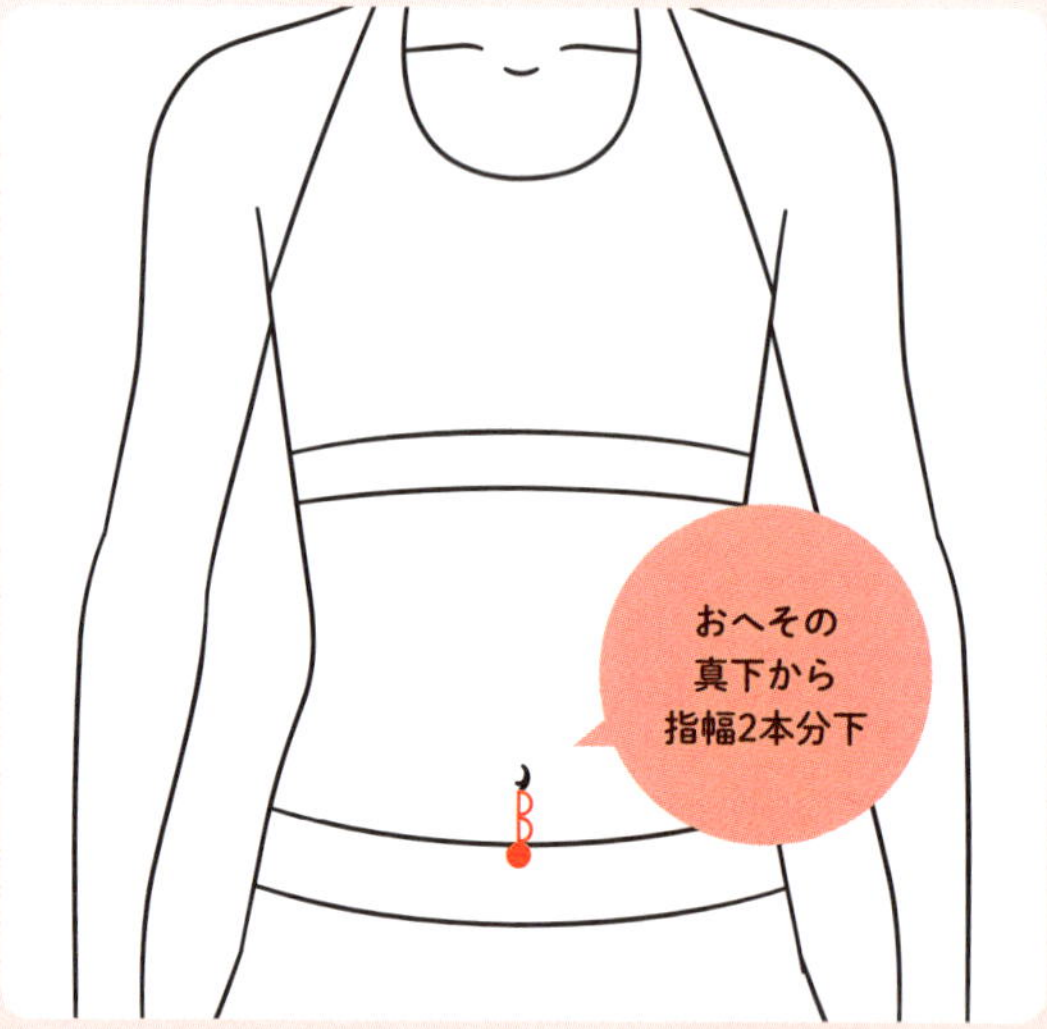

代謝を
アップさせる
ツボ

気《き》海《かい》

・基礎代謝のアップ
・免疫力回復
・生理不順の解消

全身のエネルギーが最後にたどりつく“大海”という意味のツボ。代謝を促し、エネルギーを消費しやすい体に導きます。免疫力の回復にも効果があります。

POINT

1日2回

最大3セットまでOK

押し方

**人差し指の腹で
3回押す**

人差し指の腹をツボに当て、体の中心に向かってやさしくゆっくりと押す。

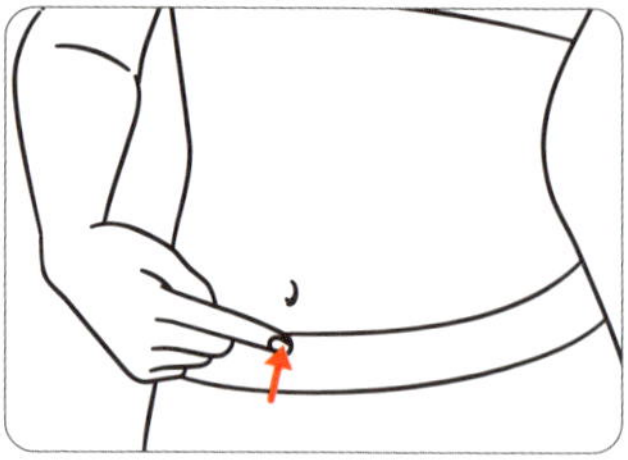

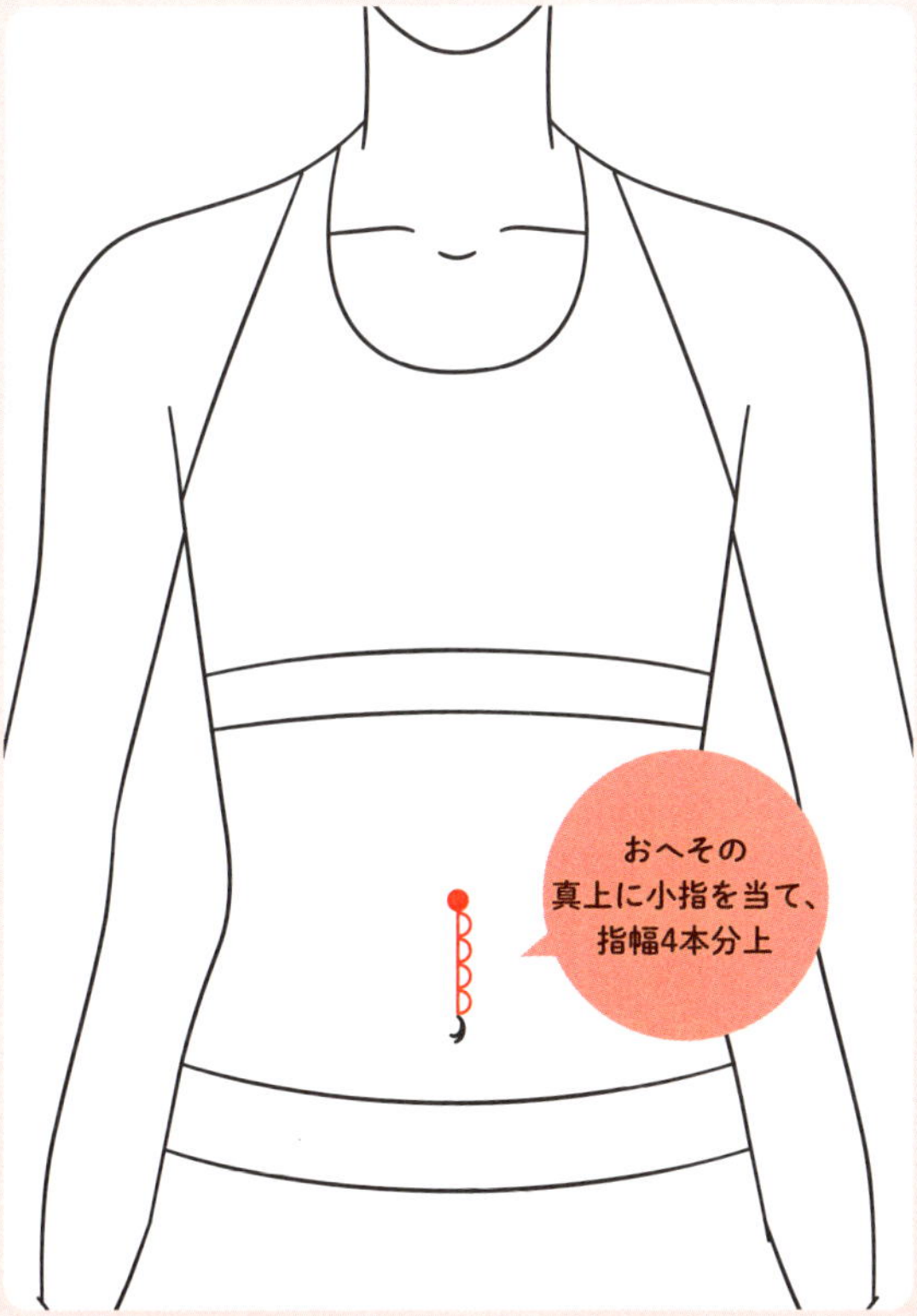

脂肪燃焼を
しやすくする
ツボ

中《ちゅう》脘《かん》

・自律神経を
整える
・消化不良の
改善
・不眠症の改善

“脘”は胃袋のこと。脂肪を燃焼しやすい体にする特効ツボで、自律神経を整え、胃腸の働きを正常に戻す効果もあります。

POINT

1日2回

最大3セットまでOK

押し方

**中指の腹を使って
3回押す**

中指の腹をツボに当て、体の中心に向かってやさしくゆっくりと押す。

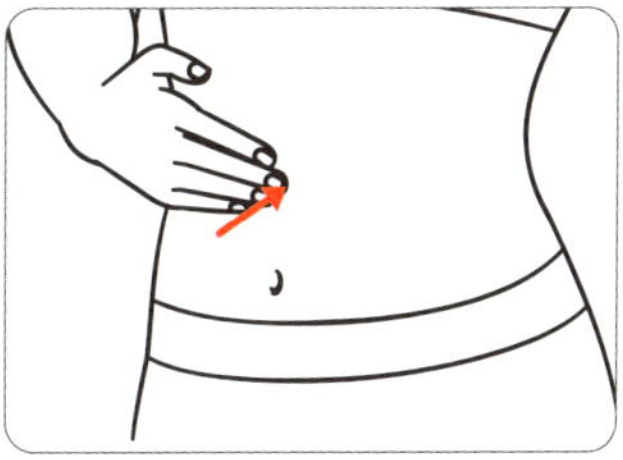

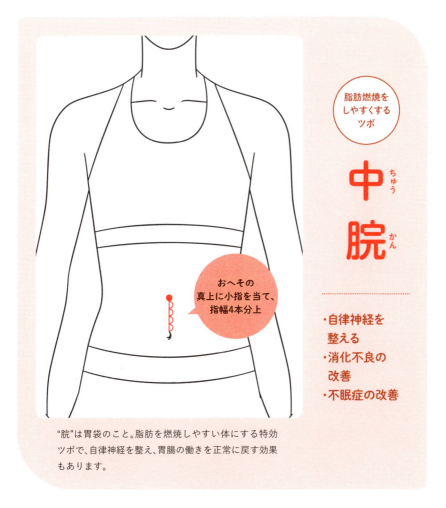

老廃物の

排出を促す

体内にたまった老廃物や有害物質の排出には、リンパの流れをよくしておくことが重要。排出効果のあるツボを押し、デトックスしましょう。

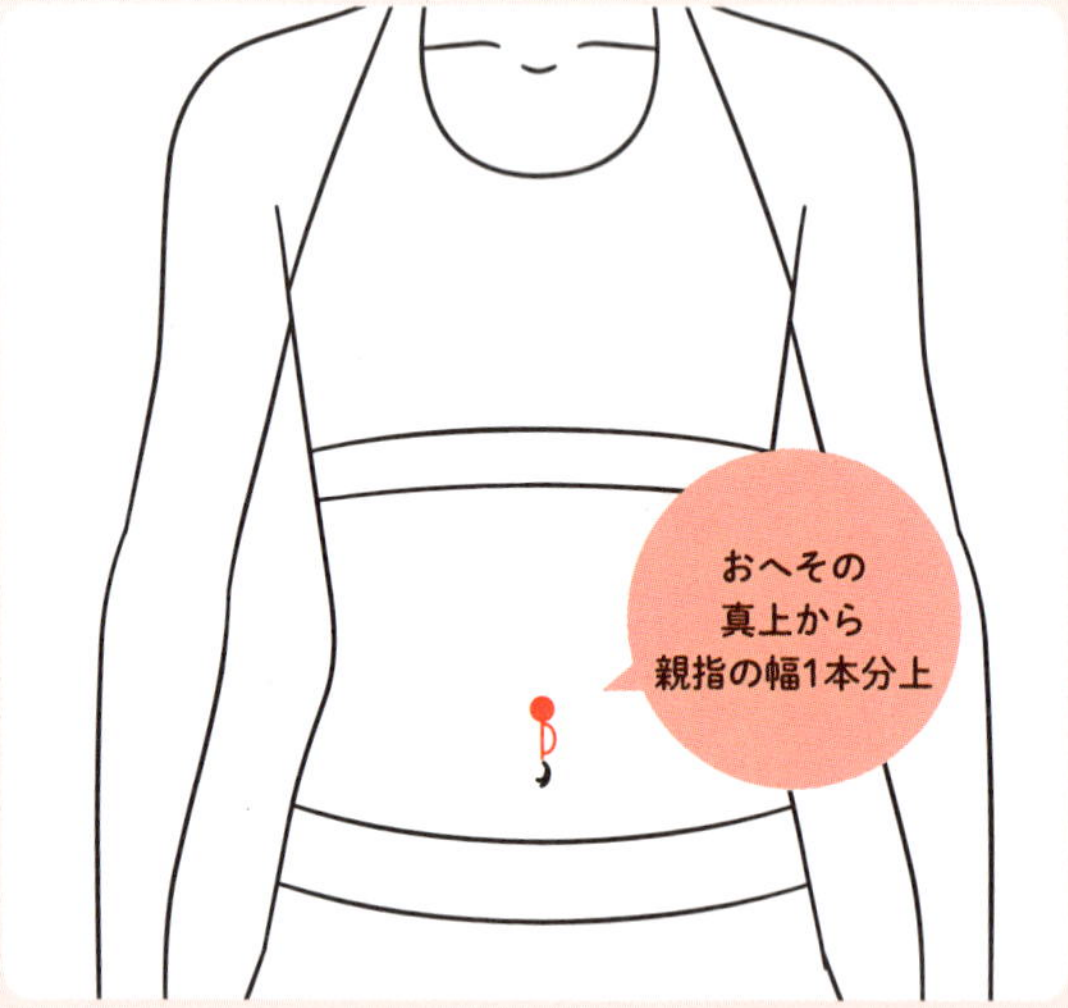

血液やリンパなど体内の水分の巡りをよくするツボ

水《すい》分《ぶん》

・泌尿器系の不調改善
・食欲不振の解消

その名のとおり、血液やリンパ液など体内の“水分”の巡りをよくするツボなので、押すと代謝が高まります。むくみや泌尿器系のトラブルにも有効です。

POINT

1日2回

最大3セットまでOK

押し方

人差し指の腹を使って3回押す

人差し指の腹をツボに当て、おなかの奥に圧をかけるように体の中心に向かってゆっくり押す。

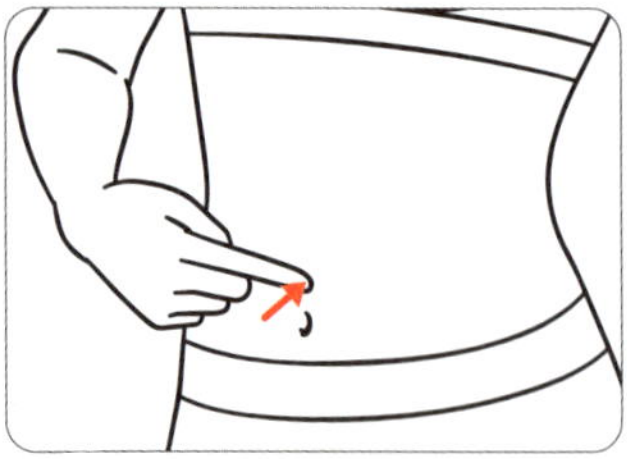

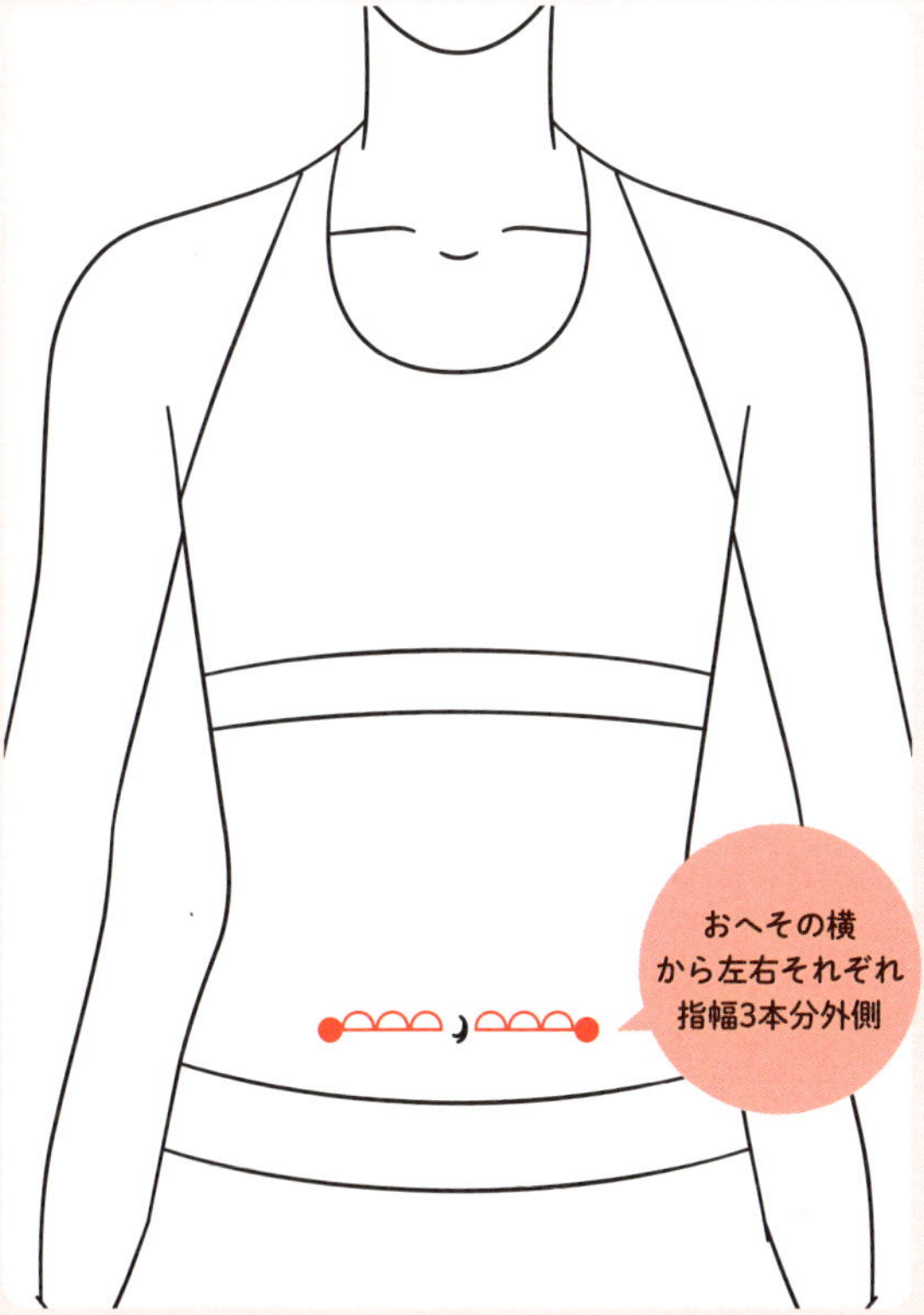

腸の働きを
活発にして
老廃物の排出を
促すツボ

天《てん》枢《すう》

- 胃腸機能改善
- 便秘の改善
- 疲労回復
- むくみの改善

老廃物の排出を促して腸の働きを活発にし、自律神経を整えます。腹巻きなどで温めるだけでも新陳代謝が高まり、デトックス効果にも繋がります。

POINT

1日2回

最大3セットまでOK

押し方

それぞれの中指の腹で３回押す

中指の腹を左右それぞれのツボに当て、体の中心に向ってやさしくゆっくりと押す。

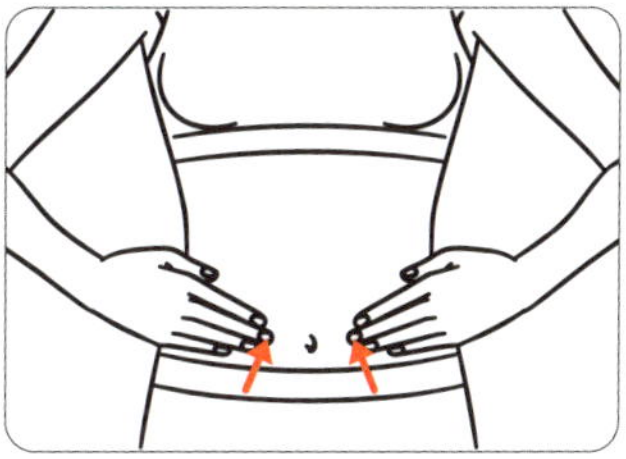

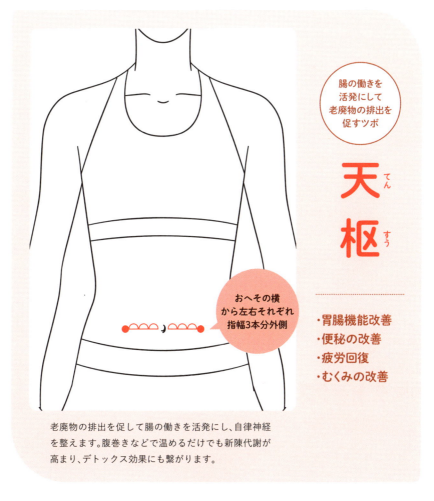

著者

薬剤師・薬学研究者・体内環境師® **加藤雅俊**（かとう・まさとし）

ミッツ・エンタープライズ（株）代表取締役社長／ JHT日本ホリスティックセラピー協会会長
JHT日本ホリスティックセラピストアカデミー校長
薬に頼らずに、食事や運動、東洋医学など、多方面から症状にアプローチする、「ホリスティック」という考え方を日本で初めて提唱。現在もその第一人者である。大学卒業後、ロシュ・ダイアグノスティックス（株）に入社。研究所で血液関連の研究開発に携わるなかで、体だけでなく心も不調になることがあり、両方が健やかでないと、人間が本来持つ「自然治癒力」は働かないことに気づく。それをきっかけに、"食事＋運動＋心のケア"を通じ、「薬に頼らず若々しく健康でいられる方法」を研究し始める。1995年、予防医療を志し起業。「心と体の両方」を診るサロンやセラピスト養成のためのアカデミーを展開。他に例を見ない「人間全体を包括的にみる医学」がテレビ・雑誌等で取り上げられ話題となり、モデルや女優の体内環境のケアを担当。プロ野球チームやアスリートのコンディショニングケアも行う。著書は『1週間で勝手に血圧が下がっていく体になるすごい方法』（日本文芸社）『こう食べれば身体が変わる アミノ酸食事術』（講談社）など多数。著書累計は265万部を超える。

【加藤雅俊と直接相談ができる WEB からだ相談室】
JHT 日本ホリスティックセラピストアカデミー
http://www.jht-ac.com

YouTubeチャンネル「加藤雅俊の体内環境塾」
http://www.youtube.com/
@kato_masatoshi

【参考文献】

『1週間で勝手に血圧が下がっていく体になるすごい方法』（著者 加藤雅俊・日本文芸社）
『専門家がしっかり教える　図解　リンパとツボの話』（著者 加藤雅俊・日本文芸社）
『増補改訂決定版！ ホントによく効く　リンパストレッチダイエット』（著者 加藤雅俊・日本文芸社）
『ダイエットに　免疫力アップに　疲労回復に！
こう食べれば身体が変わる　アミノ酸食事術』（著者 加藤雅俊・講談社）
『ナレッジエンタ読本18　毒と人体！』（著者 加藤雅俊・メディアファクトリー）
※このほかにも、多くの書籍やウェブサイトを参考にしております。

BOOK STAFF

編集　望月美佳、矢ヶ部鈴香（オフィスアビ）
編集協力　児玉光彦
イラスト　内山弘隆、しとろんゆー
装丁・デザイン　アイル企画
カバーイラスト　羽田創哉（アイル企画）
校閲　聚珍社

眠《ねむ》れなくなるほど面白《おもしろ》い
図《ず》解《かい》 デトックスの話《はなし》

2025年5月1日　第1刷発行
2025年6月20日 第2刷発行

著　者　加《か》藤《とう》雅《まさ》俊《とし》
発行者　竹村響
印刷・製本所　TOPPANクロレ株式会社
発行所　株式会社日本文芸社
〒100-0003
東京都千代田区一ツ橋1-1-1 パレスサイドビル8F
乱丁・落丁などの不良品、内容に関するお問い合わせは
小社ウェブサイトお問い合わせフォームまでお願いいたします。
ウェブサイト　https://www.nihonbungeisha.co.jp/

Printed in Japan　112250418-112250611Ⓝ02（300092）
ISBN　978-4-537-22284-5
（編集担当：上原）